몸속 세포건강부터 피부미용까지
오일 사전

촬영 : 渡辺七奈(わたなべ なな), 岡戸雅樹(おかど まさき)
일러스트 : 澤谷賢史(さわや けんじ)
레시피 : 猪狩潤子(いかり じゅんこ)

YOMU Oil JITEN
Copyright ⓒ Yukie 2016
All rights reserved.
Original Japanese edition published in 2016 by SHUFUNOTOMO Co., Ltd. Tokyo.
Korean translation rights arranged with SHUFUNOTOMO Co., Ltd. Tokyo.
and Firforest Publishing Co., Korea through PLS Agency, Seoul.
Korean translation edition ⓒ 2017 by Firforest Publishing Co., Korea.

이 책의 한국어판 저작권은 PLS를 통한 저작권자와의 독점계약으로 전나무숲에 있습니다.
신저작권법에 의해 한국어판의 보호를 받는 서적이므로 무단 전재와 복제를 금합니다.

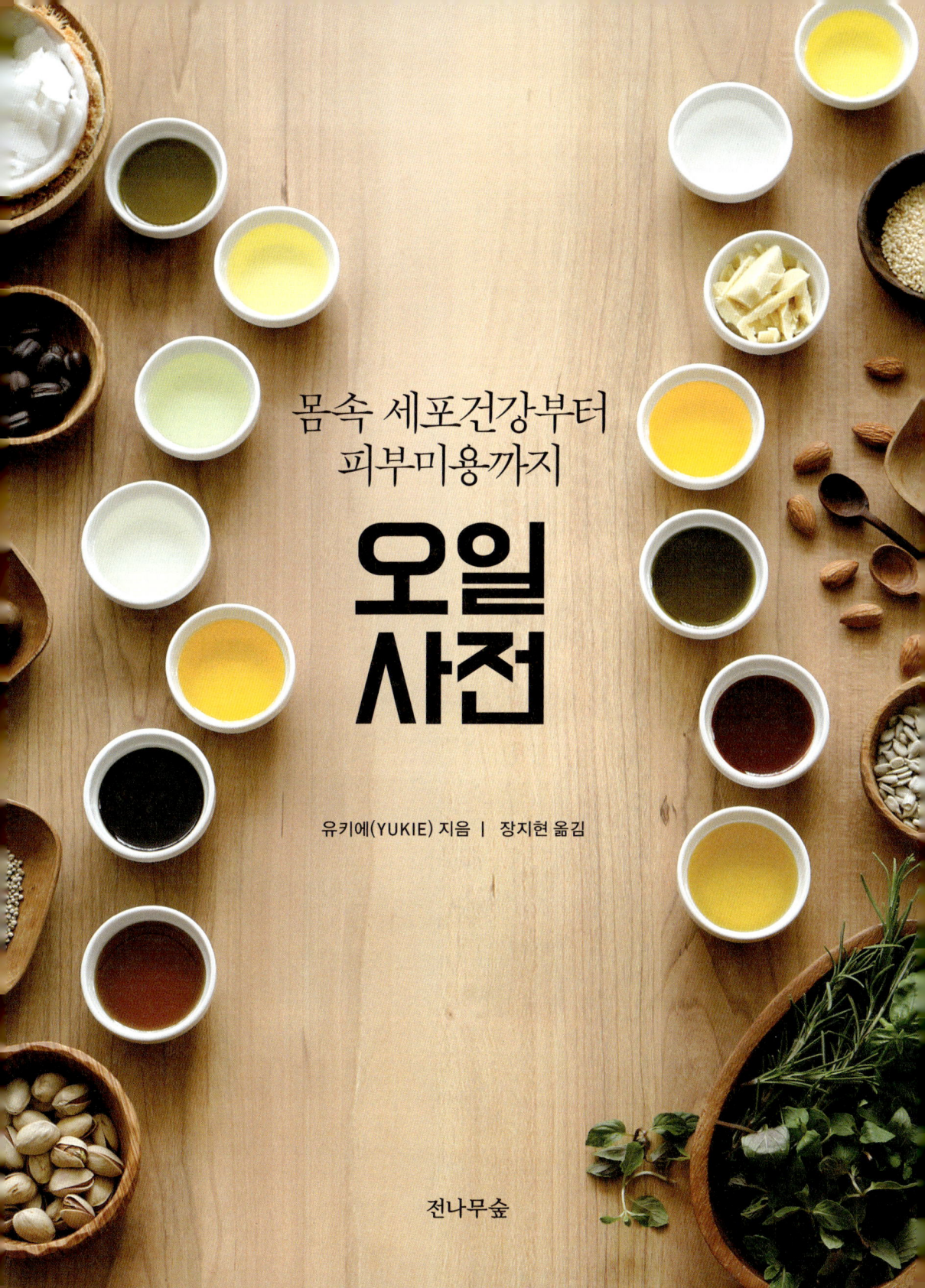

몸 속 세포건강부터
피부미용까지

오일 사전

유키에(YUKIE) 지음 | 장지현 옮김

전나무숲

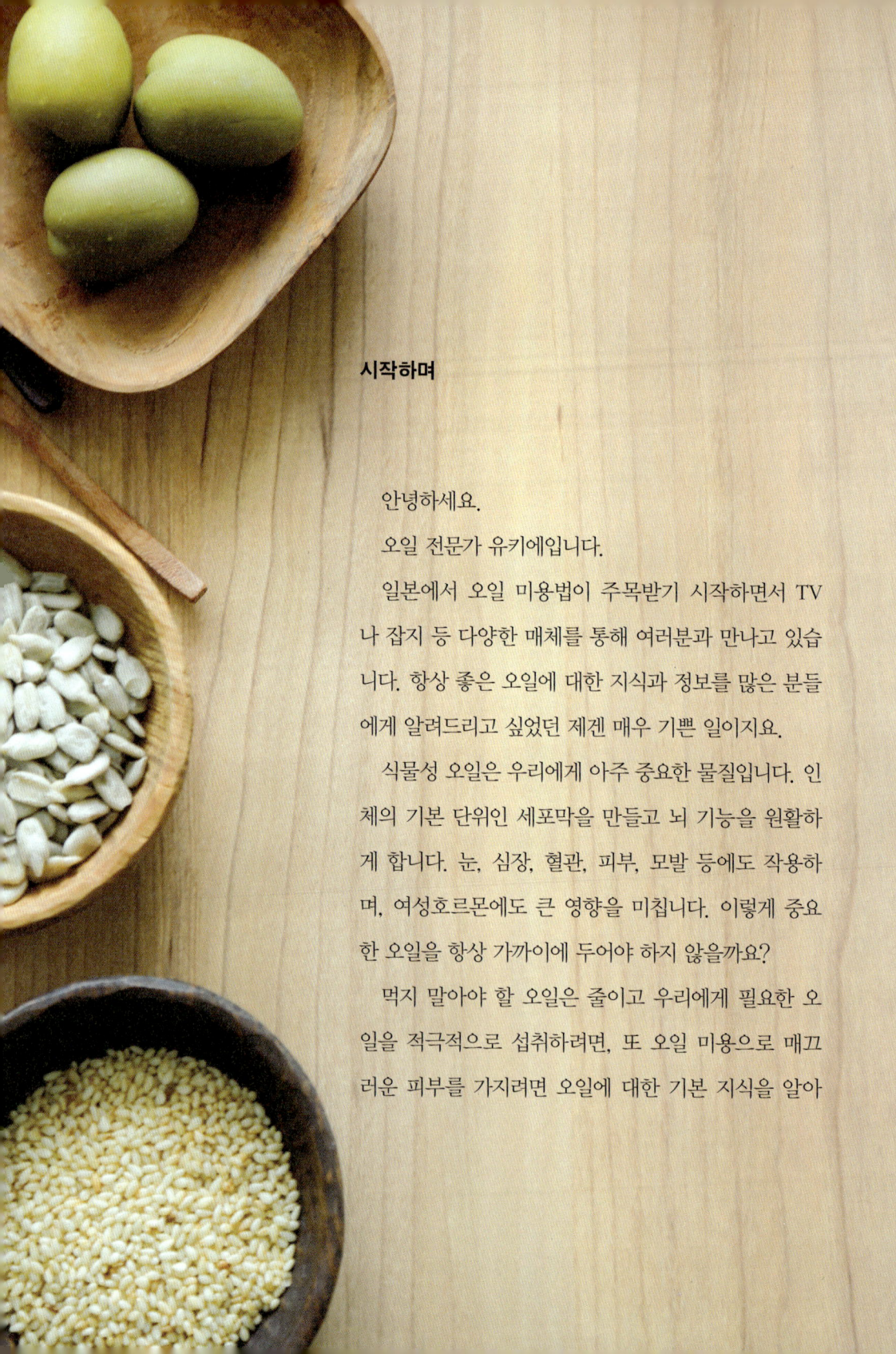

시작하며

안녕하세요.
오일 전문가 유키에입니다.
일본에서 오일 미용법이 주목받기 시작하면서 TV나 잡지 등 다양한 매체를 통해 여러분과 만나고 있습니다. 항상 좋은 오일에 대한 지식과 정보를 많은 분들에게 알려드리고 싶었던 제겐 매우 기쁜 일이지요.
식물성 오일은 우리에게 아주 중요한 물질입니다. 인체의 기본 단위인 세포막을 만들고 뇌 기능을 원활하게 합니다. 눈, 심장, 혈관, 피부, 모발 등에도 작용하며, 여성호르몬에도 큰 영향을 미칩니다. 이렇게 중요한 오일을 항상 가까이에 두어야 하지 않을까요?
먹지 말아야 할 오일은 줄이고 우리에게 필요한 오일을 적극적으로 섭취하려면, 또 오일 미용으로 매끄러운 피부를 가지려면 오일에 대한 기본 지식을 알아야 합니다. 그런 점에서 오일의 올바른 선택법과 사용법, 취급 방법을 알려드리고 싶은 마음을 담아 이 책을 썼습니다.

지금 나에게 필요한 '운명의 오일'을 찾아 섭취하고 바르는 것이 평생의 건강과 아름다움을 만듭니다. 이 책이 운명의 오일을 만나는 계기가 되길 바랍니다.

오일 정보란의 기호 보는 법

 서늘하고 그늘진 곳에 보관한다.

 냉장고에 보관한다.

 가열해도 된다.

 가열해선 안 된다.

임계온도 : 이 온도 이상으로 가열하면 트랜스지방산이 발생하므로 주의할 것.

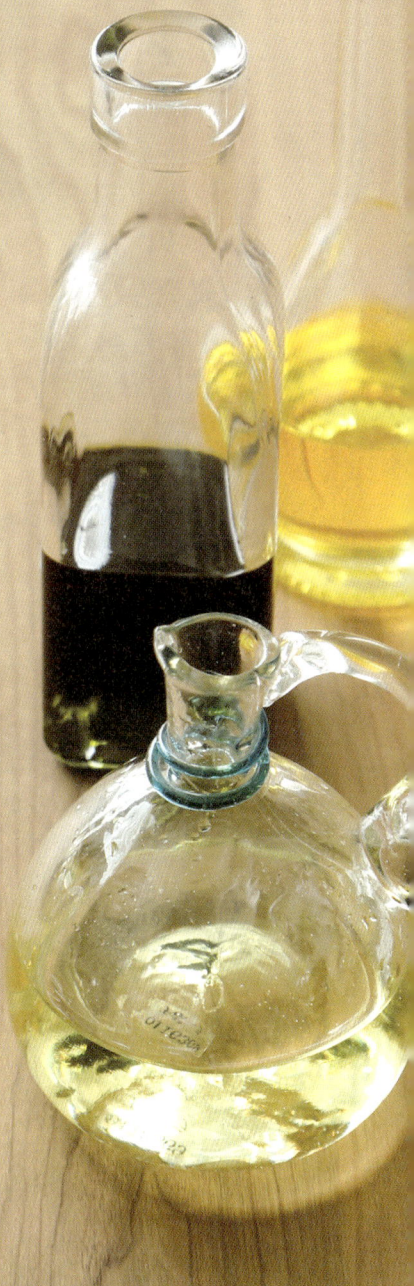

차 례

시작하며   4

 **내 몸에 꼭 맞는
운명의 오일 만나기**

나를 바꾼 운명의 오일 1 _ 호호바오일을 썼더니 알레르기성 가려움이 사라졌다   14

나를 바꾼 운명의 오일 2 _ 내게 맞는 오일 섭취로 아름다움과 건강을 유지한다   16

운명의 오일을 만나 더 아름답고 건강하게!   18

지금의 나를 아는 것이 운명의 오일과 만나는 지름길이다   20

진단 사례 01 _ 바쁜 회사생활에 잦은 외식까지, 피부가 거칠어져 고민입니다   24

진단 사례 02 _ 성장기 자녀와 야근이 잦은 남편, 가족의 건강관리가 고민입니다   25

진단 사례 03 _ 쉽게 피곤해지고 적게 먹어도 살이 찌고 피부 탄력도 떨어집니다   26

진단 사례 04 _ 노화가 빨라지는 것 같고 갱년기라 심신이 불안정합니다   27

진단 사례 05 _ 나이가 드니 건망증이 심해져 걱정입니다   28

 **먹고 바르기 전 익혀야 할
오일에 대한 기초 지식**

우리에게 오일이 필요한 이유   30

우리 몸속에서 오일이 하는 가장 큰 역할 2가지   32

기능별 오일 분류　33

알아두어야 할 대표적인 지방산　36

식물성 오일의 특징　40

식물성 오일의 탄생 과정　41

식물성 오일의 효능　42

오일 섭취 시 주의할 점　49

하루에 필요한 오일의 양　51

보이지 않는 지방을 주의하자　52

콜레스테롤에 대한 새로운 상식　54

나에게 필요 없는 오일, 나에게 필요한 오일　56

현명하게 오일 고르는 법　58

오일을 보관할 때 주의할 점　59

우선 오일 한 병을 비우자　61

오일 조견표　62

●● Column _ 미용오일 가이드로 첫발을 딛다　66

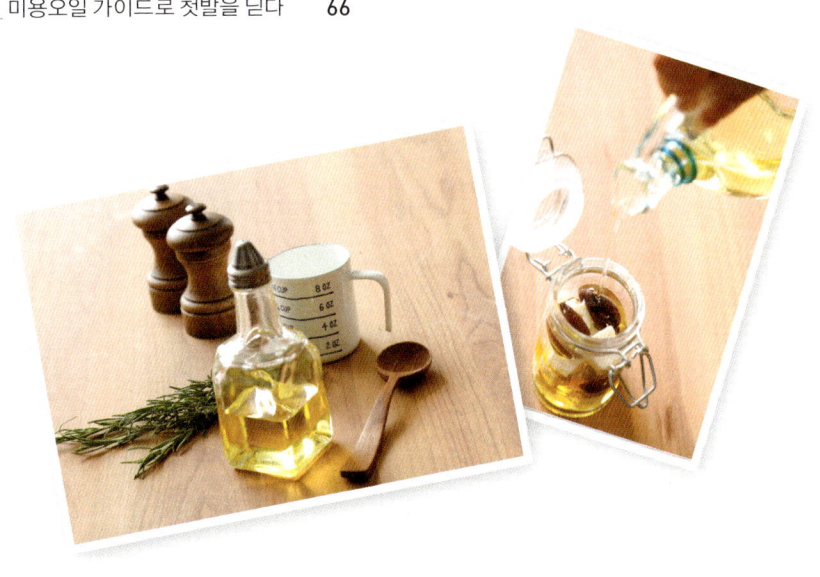

Part 2 앞으로 주목받을 인기 급상승 오일

맛도 좋고 대사 효율도 뛰어난 **코코넛오일** 68

생활습관병 예방이 기대되는 **들기름** 71

올레산과 팔미톨레산이 풍부한 **마카다미아너트오일** 74

매일 쓰고 싶은 **사차인치오일** 77

여성에게 좋은 성분이 가득한 **아마씨유** 80

자율신경의 균형을 조절하는 **미강유** 83

피부 속부터 하얘지는 **월넛오일** 86

'숲속 버터'의 영양이 고스란히 들어 있는 **아보카도오일** 89

• • Column _ 오일 여행에서 만난 '오가닉한 사람들' 92

Part 3 우리에게 친숙한 스테디셀러 오일

먹으면 세포까지 튼튼해지는 건강오일

오메가-3를 풍족히 섭취할 수 있는 **치아시드오일** 96

여성호르몬의 균형을 조절하는 **달맞이꽃종자유** 98

안티에이징에 효과적인 **포도씨유** 100

다이어트와 안티에이징에 적합한 **참기름** 102

여성의 든든한 아군인 **헴프시드오일** 104

중장년층 여성에게 추천하는 **보라지오일** 106

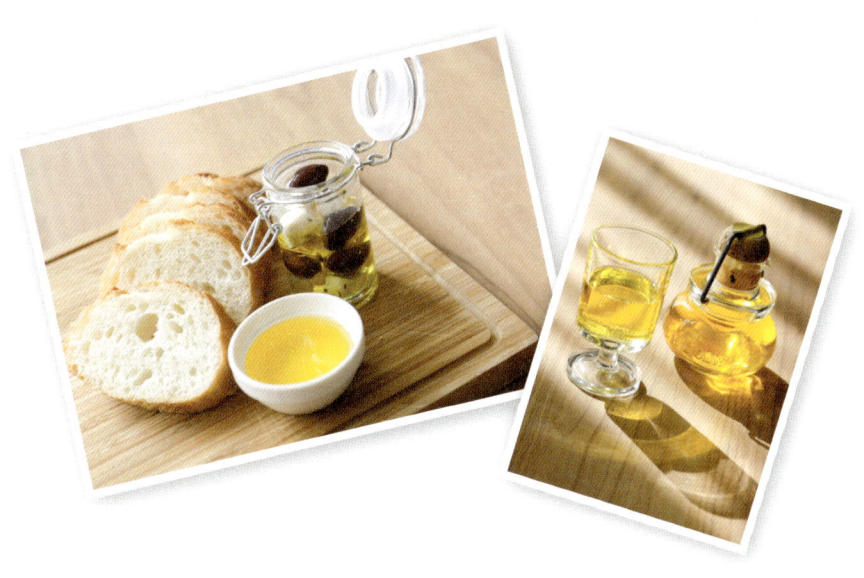

기적의 성분 오메가-7이 가득한 **시벅턴오일** 108

비타민E가 풍부한 **아몬드오일** 110

몸속부터 아름다워지는 **올리브오일** 112

올레산이 가득 들어 있는 **동백유** 114

품종 개량으로 더 건강해지는 **사플라워오일** 116

안티에이징 효과가 있는 **해바라기씨유** 118

염증 치료 효과가 뛰어난 **티오일** 120

중화요리, 이국적인 요리에 최적인 **피넛오일** 122

비타민E와 폴리페놀로 항산화력이 뛰어난 **프룬시드오일** 124

단맛과 뛰어난 풍미가 매력적인 **헤이즐넛오일** 126

항바이러스, 항균, 항종양 작용이 뛰어난 **유자씨유** 128

폴리페놀로 동맥경화와 암을 예방하는 **카카오버터** 130

귀한 푸니크산이 듬뿍 들어 있는 **석류씨유** 132

동맥경화와 치매를 예방하는 **카멜리나오일** 134

●● Column _ '오일 미용'의 마법을 느껴보자   136

바르면 피부가 탱탱해지는 미용오일

염증 치료와 발모를 촉진하는 **마라쿠자오일**　138

화장품 원료로 많이 쓰이는 **아사이오일**　140

인도 전통의학도 인정한 **피마자유**　142

'신의 나무'에서 하사한 **타마누오일**　144

멜라닌을 억제해 하얀 피부로 만드는 **마룰라오일**　146

미용오일 고르는 법　148

식물성 오일로 나만의 스킨케어 오일 만들기　149

●● Column _ 소비자의 지침이 된 JOBA 인증 마크　150

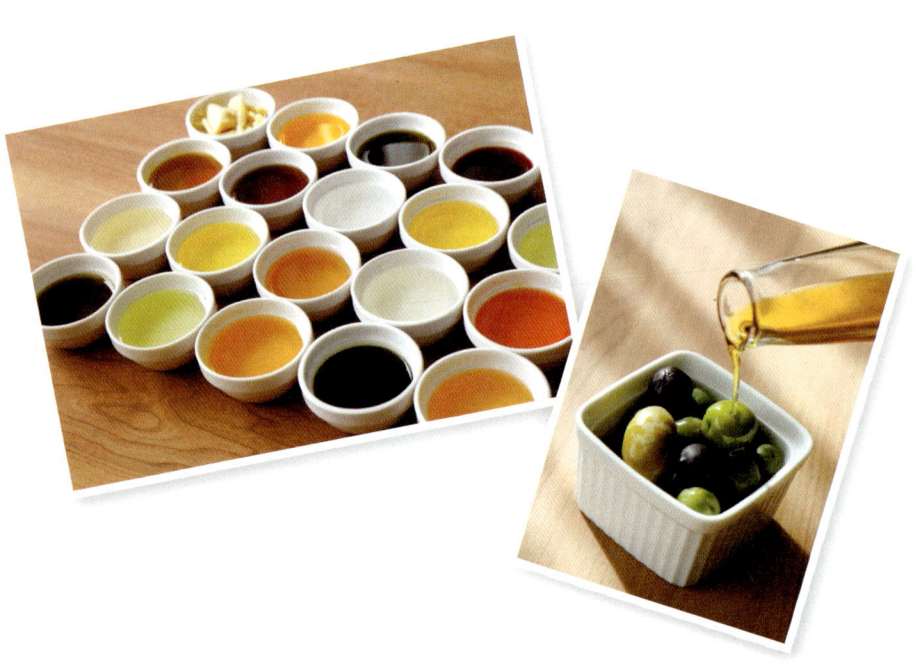

Part 4 눈여겨봐야 할 떠오르는 오일

비타민 A·E·K까지 듬뿍 들어 있는 **피스타치오오일**　152

중년 이상의 남성들에게 추천하는 **호박씨유**　155

비타민 C가 오렌지의 20배인 **로즈힙오일**　158

피부를 보호하고 피지량을 조절하는 **호호바오일**　161

부기를 예방하고 지방을 연소하는 **아르간오일**　164

죽음을 제외한 모든 병을 치료하는 **블랙커민시드오일**　167

●● Column _ '잘 먹겠습니다' 모임으로 재료의 근원을 생각하다　170

Part 5 오일을 효과적으로 섭취하는 간단 레시피

오일 하나라도 제대로 써야 한다　172

뿌리는 것만으로도 레시피가 된다　173

오일을 조미료로 써보자　175

가열 온도에 주의하자　176

바쁠 때 최적!
드링크 메뉴

- 비타민 컬러 스무디　179
- 몸속부터 뜨끈뜨끈해지는 **단호박 포타주**　180
- 두유로 만드는 **연어 차우더**　181
- 휴식 시간에 한 잔 **카모마일×코코넛오일**　182
- 시나몬 향이 매력적인 **핫 애플주스**　183

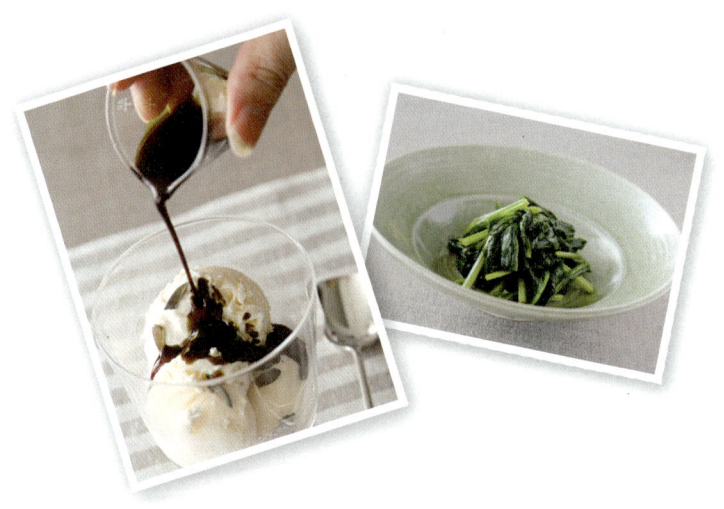

습관처럼 오일을 먹는다!	● 달걀 프라이를 얹은 **아보카도 토스트**　185
한 접시 메뉴	● 무화과와 피스타치오의 절묘한 조화 **한 접시 샐러드**　186
	● 종이포일로 감싼 **해산물구이와 레몬토마토소스**　187
	● 향긋하고 고소한 **호박씨 바닐라 아이스크림**　188
	● 풍미 한가득 **구운 사과 디저트**　189
의외로 잘 어울린다!	● 돼지고기소스를 곁들인 **무 스테이크**　191
오일+집밥	● 은은하게 코코넛 향이 나는 **고기감자조림**　192
	● 개성 있는 오일이 어우러진 **시금치무침**　193
	● 매일 먹고 싶은 **오일 된장국**　194
	● 오곡으로 만드는 **가다랑어 덮밥**　195
오늘은 파티 데이!	● 삶은 채소와 파테로 **오일 테이스팅하기**　197
접대용 메뉴	● 서로 다른 맛을 음미하는 **3가지 카르파치오**　198
	● 비타민이 듬뿍 들어 있는 **과일 샐러드**　199
	● 치미추리소스를 곁들인 **로스트 치킨**　200

오일 미용 Q & A　202

마치며　206

찾아보기　208

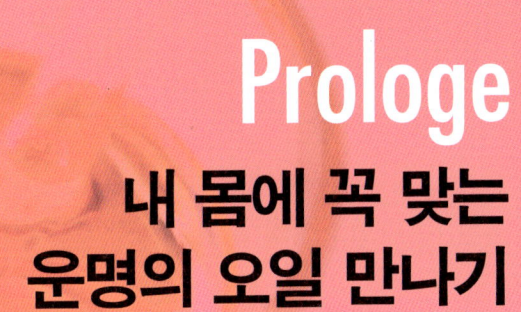

Prologe
내 몸에 꼭 맞는 운명의 오일 만나기

나를 바꾼 운명의 오일 1

호호바오일을 썼더니 알레르기성 가려움이 사라졌다

계절이 바뀔 때마다 민감해지는 피부,
호호바오일 화장품을 사용하면 싹 가라앉는다

'오일을 피부에 바른다?'

처음 미용오일을 소개받았을 때 정말 놀랐습니다. 예전에는 오일을 화장품으로 쓰는 일이 없었으니까요. 반신반의하면서 호호바오일을 쓰기 시작했는데 정말 놀라웠어요. 저녁에 바르고 다음날 아침에 일어나 만져보면 피부 결이 곱게 정돈되어 있었거든요. 오일이지만 전혀 끈적이지 않았고, 피부 표면에 보호막이 생긴 것 같았어요. 게다가 피부에 겉돌지 않고 잘 스며들어서 그 위에 파운데이션을 발라도 밀리지 않았어요. '바로 이거야!'라는 환호성이 절로 나왔죠.

저는 원래 눈가 피부가 매우 약했습니다. 환절기나 몸이 조금 피곤하면 눈 주위가 가려워서 긁기 일쑤였죠. 그런데 호호바오일을 사용하면서 가려움이 싹 가라

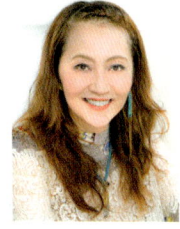

가네코 미나코 _ 가수·댄서·안무가

일본의 남성그룹인 고메고메클럽(米米Club)의 댄싱팀에서 활동했으며, 슈크림슈(Sue Cream Sue) 멤버로 1988년에 데뷔했다. 1997년에 슈크림슈가 해체되면서 미나코(Minako)라는 이름으로 솔로 활동을 했고, 비정기적으로 고메고메클럽 라이브 활동도 하고 있다. 성인 여성들에게 인기 있는 귀여운 패션 브랜드 마담 미나(Madam Mina)의 프로듀서 겸 디자이너로도 활동하고 있다.

앉았습니다. 아토피로 고생하는 친구에게 추천했더니 피부의 유수분 밸런스를 맞춰주는 효과가 있는 것 같다고 합니다.

저는 23세에 고메고메클럽의 댄서팀원으로 데뷔한 후로 30년 동안 무대에 섰습니다. 댄서 시절에는 3시간 동안 춤만 춘 적도 있었고, 지금은 노래와 연기도 병행하고 있습니다. 원래 땀이 많고 얼굴에도 땀이 잘 나는 편이라 야외 스포츠용 파운데이션을 써왔는데, 피부에 부담이 꽤 컸던 것 같았습니다.

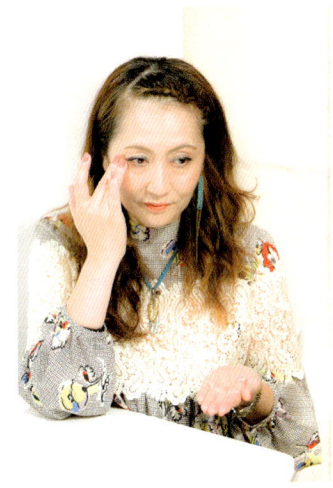

요즘은 일이 없으면 가능한 한 피부를 쉬게 해주고 밤에는 호호바오일로 팩을 합니다.

무대 위에서 긴장감을 유지하고, 사람들에게 얼굴이 알려진 사람이다 보니 항상 아름다움을 유지하려고 노력합니다. 예쁘다거나 젊어 보인다는 말을 듣는 것도 좋지만 '건강하다'는 말을 들을 때가 가장 기분이 좋습니다. 이 모든 것이 호호바오일을 운명적으로 만나면서 가능해져 항상 호호바오일에 감사하고 있습니다.

호호바오일 팩으로 피부 건조 걱정은 끝!

가끔 호호바오일이 아닌 화장품을 쓰면 다시 눈 주위의 가려움이 악화됩니다. 호호바오일은 제겐 없어서는 안 될 아이템입니다. 아침저녁 스킨케어는 물론, 신경 써야 할 때는 피부에 직접 오일을 바르기도 합니다. 밤에 호호바오일이 스며들도록 시트 팩을 하면 천천히 피부에 효과가 나타나 다음날 아침에 거울을 보는 것이 즐거워집니다.

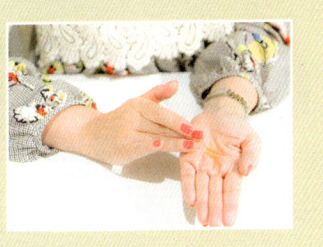

나를 바꾼 운명의 오일 2

내게 맞는 오일 섭취로
아름다움과 건강을 유지한다

호호바오일 마사지, 마카다미아너트오일의 섭취로
가뿐하게 안티에이징을 한다

일과 집안일, 육아를 모두 잘하고 싶은 워킹맘입니다. 눈코 뜰 새 없이 바쁘지만 웃음이 끊이지 않는 즐거운 나날을 보내고 있습니다. 그러나 나이만큼은 이길 재간이 없네요.

니혼TV에 재직한 20대에도 무척 바빴지만 젊어서였는지 일이 끝나고 한잔 해도 다음날에 전혀 피곤하지 않았습니다. 하지만 지금은 쉽게 피로가 가시지 않습니다. 푹 자고 일어나도 개운하지 않고 몸이 무겁고 나른합니다. 피부가 칙칙해지고, 피곤함이 얼굴에 묻어납니다. 그럴 때면 저는 호호바오일로 마사지를 합니다. 부기가 있어도 오일을 바르고 림프 마사지를 하면 금방 회복됩니다.

오일 미용에 특별히 거부감은 없었지만 바로 받아들이기는 쉽지 않았습니다. 내

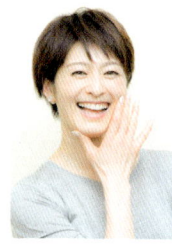

아베 아키코 _ 프리랜스 아나운서

요코하마국립대학교 경영학부를 졸업하고 2001년 니혼TV에 입사했다. 보도, 버라이어티 방송에 출연하며 미녀 아나운서로 인기를 얻었다. 2006년에 결혼하면서 프리랜스 아나운서로 전향한 후 TV 프로그램의 MC와 라디오 DJ, 이벤트 사회, 에세이 집필 등 다방면에서 활약하고 있다. 가족과의 행복한 일상을 담은 블로그 '강아지파의 고양이 혀(http://ameblo.jp/akikoabe1104)도 큰 인기를 끌고 있다.

심 괜찮은지 걱정되었고, 오일은 지방 성분이라 몸에 나쁘다는 생각이 있어서 오일을 요리를 통해서가 아닌 그냥 먹는다는 건 상상도 못 했습니다. 하지만 용기 내어 먹어보니 의외로 산뜻하고 입 안이 느끼하지 않았습니다. 오일 테이스팅도 해보았는데 오일마다 맛과 향이 다르고 효과와 효능이 있다는 걸 알게 되었습니다.

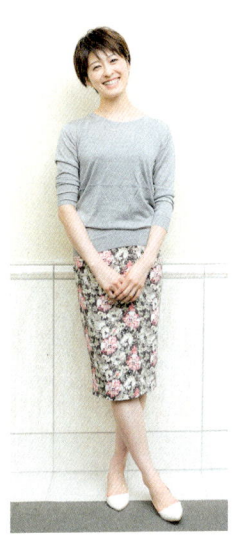

수많은 오일 가운데 나에게 맞는 것은 마카다미아너트오일입니다. 마카다미아에서 느낄 수 있는 감칠맛과 단맛이 느껴져 푹 빠져버렸습니다. 저는 특유의 오일 향을 그대로 살리고 싶어 주로 '뿌려' 먹습니다. 샐러드는 물론이고, 히야얏코(차가운 두부에 가츠오부시, 생강, 간장, 양념 등을 곁들인 음식), 낫토, 된장국에도 넣습니다. 마카다미아너트오일은 혈관을 튼튼하게 하는 효과가 있어 꾸준히 섭취하면 생활습관병을 예방할 수 있다고 해서 하루에 1큰술씩 꼭 챙겨먹습니다.

저는 원래 건강한 체질이라 출산할 때 말고는 입원해본 적이 없지만, 아들은 몸이 약해 식생활에 무척 신경을 쓰고 있습니다. 가장 신경 쓰는 부분이 유기농 채소를 먹고 음식에 양질의 오일을 쓰는 것입니다.

마카다미아너트오일은 일식, 양식, 중식 어디든 OK!

마카다미아너트오일을 처음 맛본 순간 '이게 뭐지?! 너무 맛있다!' 하는 감탄이 절로 나왔습니다. 좋아하다 보니 무엇과 어울릴지, 어떤 요리를 만들어볼지 창의성을 발휘하게 됩니다. 그 결과 요즘엔 양식과 디저트는 물론 일식, 중식 등 어디든 넣어 먹습니다. 의외로 된장국이랑도 잘 어울립니다.

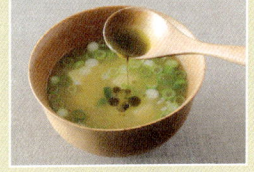

운명의 오일을 만나
더 아름답고 건강하게!

식물성 오일의 유효 성분이 미래의 내 몸을 만든다

신체의 기본 요소인 세포막을 만드는 오일

오일은 우리 몸에 없어서는 안 되는 물질이다. 신체의 기본 요소인 60조~100조 개에 이르는 세포의 막을 감싸고 있으며 뇌와 눈, 내장, 피부뿐만 아니라 신경이나 호르몬도 오일과 깊은 연관이 있다. 심신의 건강과 아름다움은 세포 하나하나가 얼마나 건강한가에 달려 있다. 즉 몸속 깊숙한 곳부터 우리는 오일의 영향을 받고 있다고 할 수 있다.

우리 몸은 입으로 섭취한 것을 원료 삼아 체내 기관을 움직인다. 몇 개월 후의 나는 지금 내가 먹는 음식에 의해 만들어졌으며, 그중에서도 오일은 아주 중요한 원료다. 오일은 스킨케어에도 활용된다. 오일을 피부로 직접 섭취하면 외부 스트레스로부터 피부를 보호할 수 있어 건강하고 탄력 있는 피부 미인이 될 수 있다.

이 책에서는 일반적으로 알려진 오일 미용법뿐만 아니라 식물성 오일에 함유된 지용성 비타민과 피토케미컬이라는 유효 성분에도 주목한다. 예를 들어 오메가-3 계열의 오일들은 지방질로는 비슷한 기능을 하지만 유효 성분에 따라 효과와 효능이 다르다.

알아두어야 할 세 가지 오일

오일의 유효 성분을 알면 어떤 오일이 나와 잘 맞는지를 알 수 있으며, 운명의 오일을 만나려면 지금의 나를 잘 아는 것이 중요하다.

오일은 적극적으로 섭취해야 하는 오일, 먹어도 되는 오일, 가능하면 먹지 말아야 할 오일로 나눌 수 있다. 먹지 말아야 할 오일은 배제하고 먹어야 하는 오일을 우선적으로 섭취해야 하지만, 결국 자신의 체질과 생활방식, 건강 상태, 요즘 느끼는 신체적 증상 등에 따라 나를 바꾸는 운명의 오일이 가려진다.

식물성 오일은 나이가 들면서 나타날 수 있는 생활습관병이나 혈관 질환, 암 등 건강상의 위험에 대비할 수 있게 해주고 안티에이징에도 효과적이다. 식물성 오일을 섭취하면 노후의 질병에 대비하고 아름다움을 유지할 수 있다.

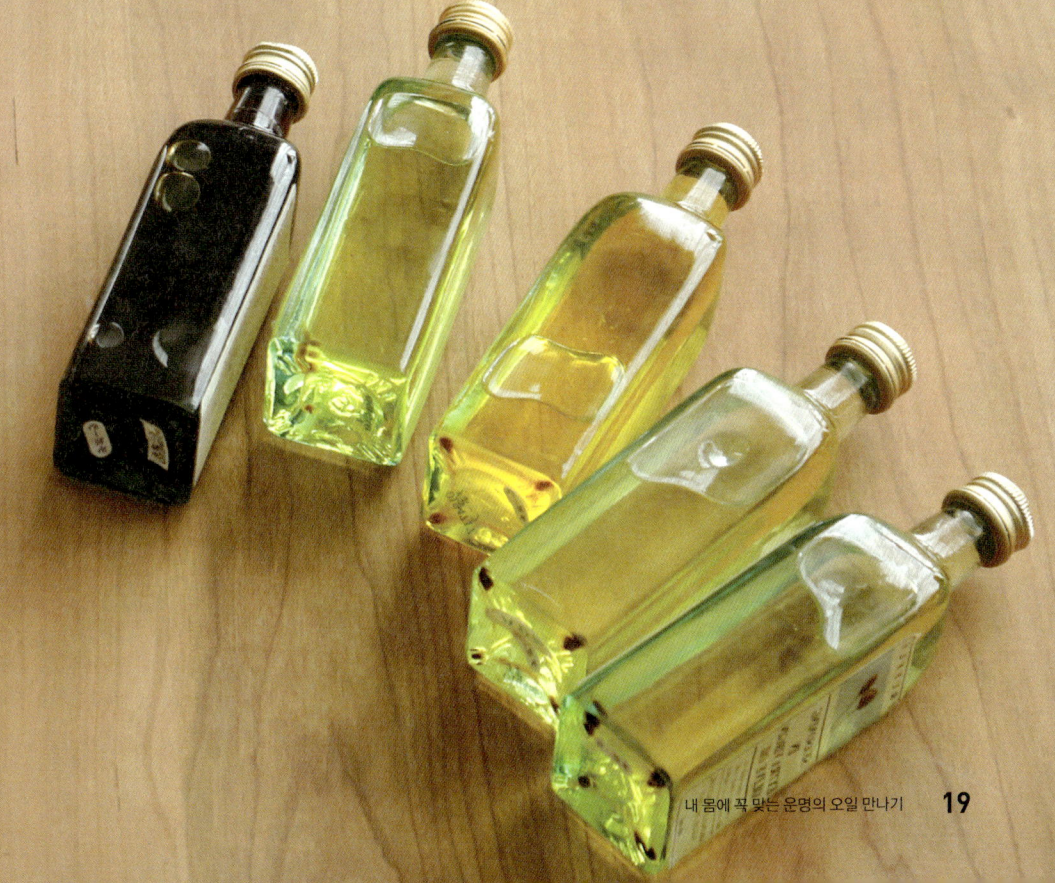

지금의 나를 아는 것이
운명의 오일과 만나는 지름길이다

    미래의 나를 만드는 운명의 오일을 만나려면 무엇보다도 지금의 나를 잘 알아야 한다. 생활방식이 어떤지, 어떤 고민이 있는지, 무엇을 주로 먹는지를 스스로 체크해보자. 그러면 나에게 불필요한 오일, 필요한 오일을 구분하게 될 것이다.

식생활 _ 무엇을 어떻게 먹는가?

    무엇을 먹는지를 보면 그 사람을 알 수 있다는 말이 있다. 외식과 집밥, 가공식품과 자연식품 중 어떤 것을 더 많이 먹는지, 하루에 몇 번 먹고 언제 먹는지 등을 살펴보면 그 사람의 식사 유형이 보인다.

    음식 편향을 아는 것도 중요하다. 고기와 생선, 단맛과 매운맛, 싫어하는 음식에 따라 영양 상태를 알 수 있다. 매일 거르지 않고 먹는 음식이나 술 등 기호품도 반드시 체크해야 한다. 좋고 싫음을 판단하는 것이 아니라 어느 쪽으로 치우쳤는지, 도저히 포기할 수 없는 기호품은 무엇인지를 알아야 영양의 균형을 맞춰줄 오일을 찾을 수 있다.

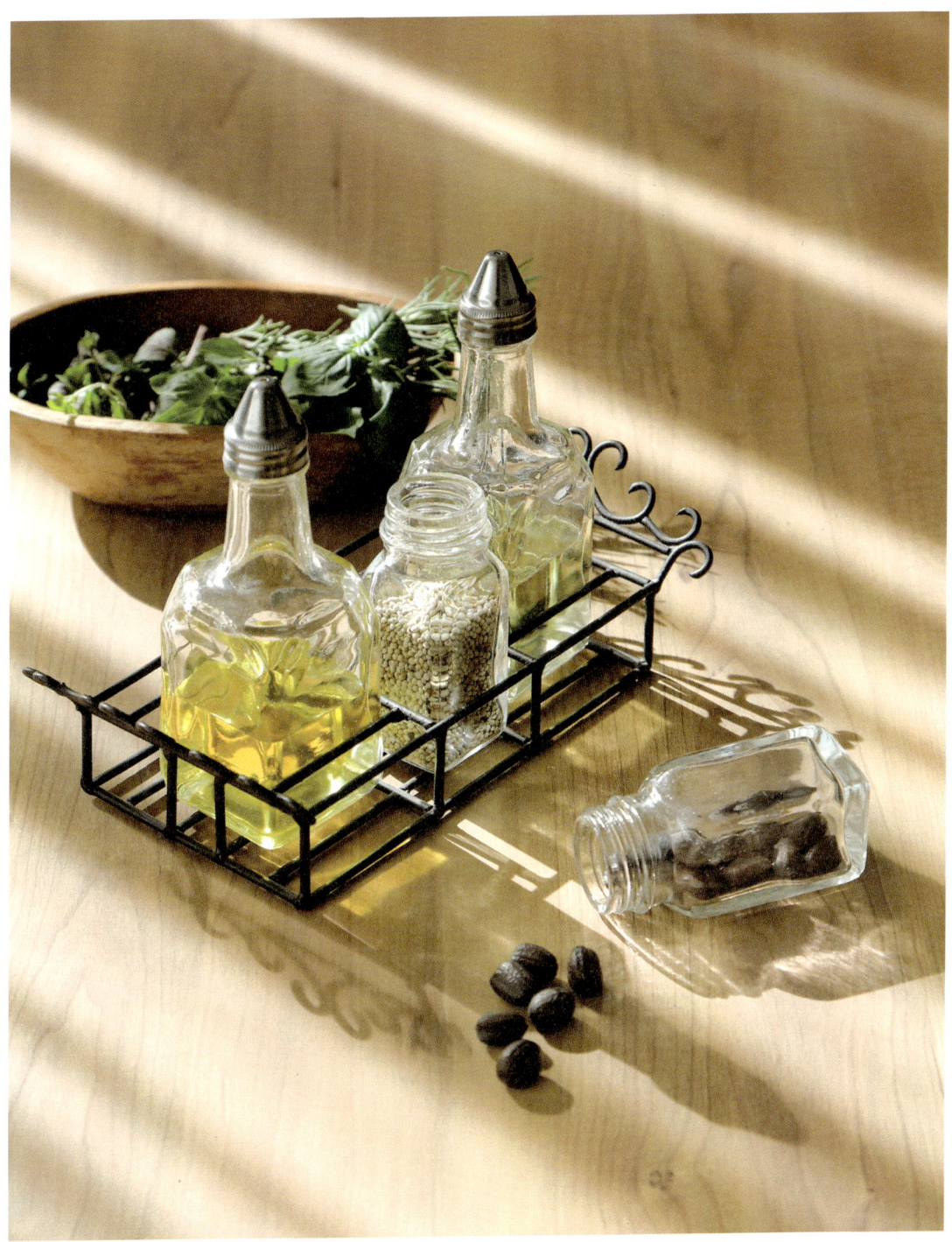

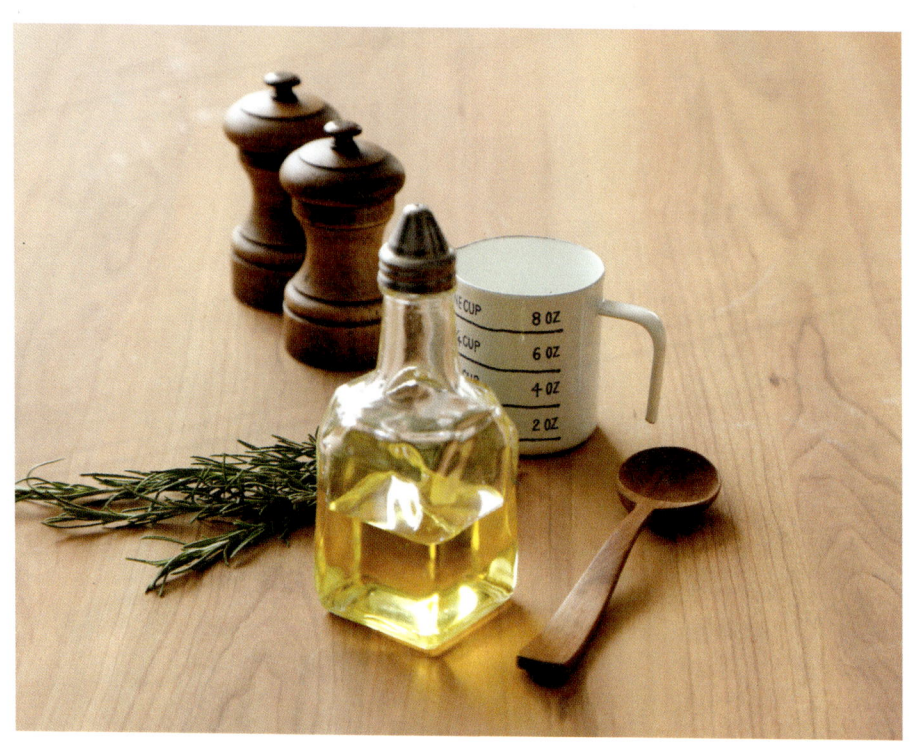

생활습관 _ 수면, 운동, 생활패턴은?

생활습관을 체크해보면 당신의 건강 정도를 가늠해볼 수 있다. 평소 스포츠를 즐기거나 헬스 등 운동을 하는가? 운동은 생활습관병과 스트레스의 예방 및 감소와 관련이 있다. 또 수면 시간과 기상, 취침 습관도 체크해보자. 충분한 수면은 자율신경의 균형을 맞춰주어 일과 학업의 효율을 상승시킨다.

대소변은 건강의 바로미터다. 질병이 있거나 컨디션 난조의 조짐이 있으면 평소에 주의해야 한다. 주로 밖에서 활동하는 사람은 실내에서 주로 활동하는 사람에 비해 자외선 노출량이 많으므로 적절한 피부 관리도 필요하다.

스트레스 _ 몸과 마음에 고민이 있는가?

현재 자각증상이 있는 불편한 곳을 확인해보자. 피부 고민은 피부 상태나 나이, 그때그때의 피부 유수분 균형에 따라 증상도 다르다. 신체 고민에 대해서는 지병뿐만 아니라 부종, 기억력 저하 등도 체크해보자.

기분이 자꾸 가라앉거나 여성 특유의 증상(월경전증후군, 갱년기) 등 불쾌한 증상이 있지는 않은가? 병원에 갈 정도는 아니지만 징후나 호르몬 변화에 따라 생길 수 있는 컨디션 난조는 매일 하는 식습관이나 생활습관을 바꿈으로써 개선할 수 있다.

24~28쪽에서 오일 진단 시례를 소개하니 당신의 '운명의 오일'을 찾는 데 참고하길 바란다.

진단 사례 01

바쁜 회사생활에 잦은 외식까지, 피부가 거칠어져 고민입니다

27세 여성(미혼)·의류업 종사

식습관
- **외식** or 집밥
- **가공식품** or 자연식품
- 좋아하는 음식 (디저트)
- 싫어하는 음식 (등 푸른 생선)
- 단맛 or **매운맛**
- 사용하는 식용 오일 (특별히 없음)
- 알레르기 (꽃가루알레르기)
- 식사 시간대 : 아침 (안 함) / 점심 (오후 1시쯤) / 저녁 (저녁 9시 이후)
- 매일 빠지지 않고 먹는 음식이나 음료 : (커피 4잔)
- 음주 : 하지 않음 · **한다** (와인)
- 평상시 복용하는 약 (꽃가루알레르기 약)

생활습관
- 운동과 운동량 (요가 주 1회)
- 흡연 : 한다 · **안 한다**
- 수면 시간 : 기상 (7시) / 취침 (새벽 1시 이후)
- 소변, 대변 (변비 있음)
- **실내파** or 아웃도어파
- 사용하는 화장품 (스킨, 로션)

스트레스
- 근무 시간 (오전 10시 ~ 오후 8시) (휴일 : 일, 월)
- 피부 고민 (거칠고 건조함)
- 신체 고민 (부기, 변비)
- 심적 고민 (짜증날 때가 많다)

Advice

사차인치오일로 정신적 스트레스를 줄이고 심신의 밸런스 조절하기

오메가-3가 부족해 몸 상태가 좋지 않은 것으로 보입니다. 일반적으로 오메가-3는 부족하기 쉬운 지방질이지만, 외식이 잦은 분들은 특히 신경 써서 보충해야 합니다. 아침에 마시는 주스 한 잔에 오메가-3를 1큰술씩 넣어 먹는 습관을 한 달만 지속해보세요. 오메가-3는 알레르기 증상을 완화시킬 뿐만 아니라 정신적 스트레스를 줄여주고 변비 해소에도 도움이 됩니다. 오메가-3 계열의 오일 중에서도 사차인치오일은 감마토코페롤이라는 비타민E의 함유량이 높으며, 이뇨 작용을 촉진시켜 부기 해소에도 도움이 됩니다.

진단 사례 02
성장기 자녀와 야근이 잦은 남편, 가족의 건강관리가 고민입니다

32세 여성(기혼) · 전업주부

식습관
- 외식 or ⓘ집밥 아이가 한창 먹을 나이라 외식은 하지 않습니다.
- 가공식품 or ⓘ자연식품 보통 직접 만듭니다. 닭튀김이나 크로켓 같은 튀김류가 많습니다.
- 좋아하는 음식 (고기 요리, 파스타)
- 싫어하는 음식 (딱히 없음)
- ⓘ단맛 or 매운맛
- 사용하는 식용 오일 (샐러드 오일)
- 알레르기 (특별히 없음)
- 식사 시간대 : 아침 (7시) / 점심 (12시쯤) / 저녁 (아이는 오후 6시, 남편은 저녁 9시쯤)
- 매일 빠지지 않고 먹는 음식이나 음료 (두유 1잔)
- 음주 : ⓘ하지 않음 · 한다 ( )
- 평상시 복용하는 약 ( )

생활습관
- 운동과 운동량 (안 함. 남편과 아이는 주말에 축구 클럽에서 연습)
- 흡연 : 한다 · ⓘ안 한다
- 수면 시간 : 기상 (6시) / 취침 (새벽 1시쯤)
- 소변, 대변 (좋음)
- ⓘ실내파 or 아웃도어파
- 사용하는 화장품 (올인원 에센스)

스트레스
- 근무 시간 (전업주부라 일은 하지 않음)
- 피부 고민 (건조함, 기미)
- 신체 고민 (살이 안 빠진다)
- 심적 고민 (딱히 없음)

코코넛오일과 들기름으로 건강관리를, 호호바오일로 기미 관리를!

올바른 식생활은 가족의 건강관리에 상당히 중요합니다. 튀긴 음식을 줄이고 '삶고 찌고 데친' 음식을 추천하지만, 아이에게 필요하다면 샐러드 오일을 코코넛오일로 바꿔봅시다. 열에 강하고 몸에 쌓이지 않아서 에너지 대사를 원활하게 하고 남편의 체지방 관리에도 도움이 될 것입니다.

자녀의 학습능력 향상과 부부의 혈관 질환 예방을 위해 오메가-3와 루테인, 로즈마린산이 다량 함유된 들기름을 추천합니다. 아침식사 때 두유에 섞어 먹는 등 열을 가하지 않고 섭취합니다.

잦은 야외활동으로 기미가 걱정된다면 호호바오일을 이용해 간단히 마사지를 하세요. 충분한 보습 효과를 볼 수 있습니다.

진단 사례 03

쉽게 피곤해지고 적게 먹어도 살이 찌고 피부 탄력도 떨어집니다

42세 여성(미혼)·회사원

식습관
- ⓞ외식 or 집밥
- ⓞ가공식품 or 자연식품
- 좋아하는 음식 (모든 채소)
- 싫어하는 음식 (특별히 없지만 의식적으로 기름진 음식은 먹지 않습니다.)
- 단맛 or ⓞ매운맛
- 사용하는 식용 오일 (올리브오일)
- 알레르기 (특별히 없음)
- 식사 시간대 : 아침 (안 함) / 점심 (12시쯤) / 저녁 (저녁 8시쯤)
- 매일 빠지지 않고 먹는 음식이나 음료 : (허브티 하루 1잔)
- 음주 : 하지 않음 · ⓞ한다 (술을 좋아해서 가리지 않고 마심. 하루 3잔)
- 평상시 복용하는 약 (   )

생활습관
- 운동과 운동량 (수영 주 1회)
- 흡연 : 한다 · ⓞ안 한다
- 수면 시간 : 기상 (6시) / 취침 (밤 12시쯤)
- 소변, 대변 (변비)
- 실내파 or ⓞ아웃도어파
- 사용하는 화장품 (스킨, 로션, 크림)

스트레스
- 근무 시간 (오전 9시 ~ 오후 6시) (휴일 : 토, 일)
- 피부 고민 (피부 처짐, 칙칙함)
- 신체 고민 (살이 잘 안 빠진다, 쉽게 피곤하다, 변비가 있다)
- 심적 고민 (30대 때와 다른 건강에 대한 초조함)

석류씨유로 지방을 연소시키고 여성호르몬을 보충한다

40대가 되면 '쉽게 피곤해진다'는 말을 많이 합니다. 또 많이 먹지 않는데도 '살이 잘 찐다'는 고민을 토로합니다. 나이가 들면서 대사효소가 감퇴하기 때문에 지방질 섭취에도 주의가 필요합니다. 최근 공액리놀레산(CLA, Conjugated Linoleic Acid)이 주목받고 있는데 그중에서도 오메가-5 계열의 푸니크산이 대표적입니다. 푸니크산은 지방 연소 작용을 해서 평소 균형 잡힌 식사를 하는 분들에게 큰 도움이 됩니다.

40대에 들어서 여성호르몬의 균형이 무너지면 쉽게 피곤해집니다. 석류씨유는 쿠메스트롤이라는 에스트로겐과 같은 작용을 하는 피토케미컬이 다량 함유되어 있어 나이가 들어 감소하는 여성호르몬을 보충하는 데 도움이 됩니다.

| 진단 사례 04 | 노화가 빨라지는 것 같고
갱년기라 심신이 불안정합니다 |
|---|---|

50세 여성(기혼)·요식업 종사

식습관
- 외식 or ⟨집밥⟩
- ⟨가공식품⟩ or 자연식품
- 좋아하는 음식 (고기)
- 싫어하는 음식 (낫또처럼 냄새가 강한 것)
- 단맛 or ⟨매운맛⟩
- 사용하는 식용 오일 (유채씨유)
- 알레르기 (특별히 없음)
- 식사 시간대 : 아침 (7시쯤) / 점심 (오후 1시쯤) / 저녁 (저녁 8시쯤)
- 매일 빠지지 않고 먹는 음식이나 음료 : (커피 하루 1잔)
- 음주 : 하지 않음 · ⟨한다⟩ (하루에 350ml짜리 맥주 2캔)
- 평상시 복용하는 약 (   )

생활습관
- 운동과 운동량 (매일 아침 걷기(강아지랑 산책))
- 흡연 : 한다 ⟨안 한다⟩
- 수면 시간 : 기상 (6시) 취침 (밤 11시쯤)
- 소변, 대변 (정상)
- ⟨실내파⟩ or 아웃도어파
- 사용하는 화장품 (스킨, 로션, 크림)

스트레스
- 근무 시간 (오전 10시 ~ 저녁 7시) (휴일 : 수, 토)
- 피부 고민 (주름, 피부 탄력, 기미 등 전반적으로)
- 신체 고민 (안면 홍조, 발한 등 갱년기 증상, 쉽게 피곤함)
- 심적 고민 (권태감 등 정서가 불안정해지는 것 같다.)

아마씨유와 미강유로 심신의 순환을 원활하게 한다

50대 이상인 여성들은 대부분 갱년기 질환을 고민합니다. 안면 홍조, 발한, 정서 불안정 등 여성호르몬 감퇴에 따른 여러 가지 증상이 나타나거든요. 갑자기 지성 피부로 바뀐다던지, 모공 탄력이 떨어지거나 뾰루지가 나는 등 지금까지 없었던 피부 트러블이 생기기도 합니다. 동시에 대사 효소도 감퇴해서 내장기관의 기능이 떨어지고 면역력이 저하되어 쉽게 피곤해집니다. 아마씨유는 내장기관의 기능을 향상시키는 오메가-3 계열의 지방산(알파리놀렌산)과 여성호르몬을 도와주는 리그난이 많이 함유되어 있습니다. 미강유는 자율신경에 작용하는 피토케미컬인 '감마오리자놀'이 풍부하게 들어 있어 갱년기 질환에 도움이 됩니다.

진단 사례 05
나이가 드니 건망증이 심해져 걱정입니다

61세 여성(기혼)·파트타임 근무

식습관
- 외식 or ⓘ집밥
- 가공식품 or 자연식품
- 좋아하는 음식 (일식, 특히 조림)
- 싫어하는 음식 (허브 등 향이 강한 채소)
- ⓘ단맛 or 매운맛
- 사용하는 식용 오일 (참기름)
- 알레르기 (비염, 꽃가루알레르기)
- 식사 시간대: 아침 (6시 30분) / 점심 (낮 12시쯤) / 저녁 (저녁 6시쯤)
- 매일 빠지지 않고 먹는 음식이나 음료: (녹차 1잔)
- 음주: ⓘ하지 않음·한다 ( )
- 평상시 복용하는 약 ( )

생활습관
- 운동과 운동량 (특별히 안 함)
- 흡연: 한다·ⓘ안 한다
- 수면 시간: 기상 (5시 30분) / 취침 (저녁 9시쯤)
- 소변, 대변 (빈뇨)
- ⓘ실내파 or 아웃도어파
- 사용하는 화장품 (스킨, 오일)

스트레스
- 근무 시간 (오전 9시 ~ 오후 3시) (휴일: 주 3회)
- 피부 고민 (주름과 탄력, 건조함)
- 신체 고민 (비염, 어깨 결림, 무릎관절 통증, 건망증이 심해짐)
- 심적 고민 (건망증이 심해져서 스트레스 받음)

오메가-6 계열에서 오메가-3 계열로 바꾸고 건망증과 치매를 예방한다

집밥을 먹는 것은 몸에 좋은 식습관입니다. 그러나 주로 섭취하는 지방질이 오메가-6 계열로 치우쳐 있으니 의식적으로 오메가-3 계열의 오일을 섭취하도록 신경 써보세요. 오메가-3 계열의 오일은 알레르기 염증을 억제해 비염이나 꽃가루알레르기와 같은 알레르기 증상을 완화하는 데 도움이 됩니다. 그리고 뇌세포 활성에 꼭 필요한 DHA 생성을 도와주어 건망증과 치매 예방에 효과적입니다. 들기름에는 로즈마린산과 루테올린이라는 알레르기를 억제하는 피토케미컬도 풍부하게 들어 있어 특히 알레르기로 고민하는 분들께 추천합니다.

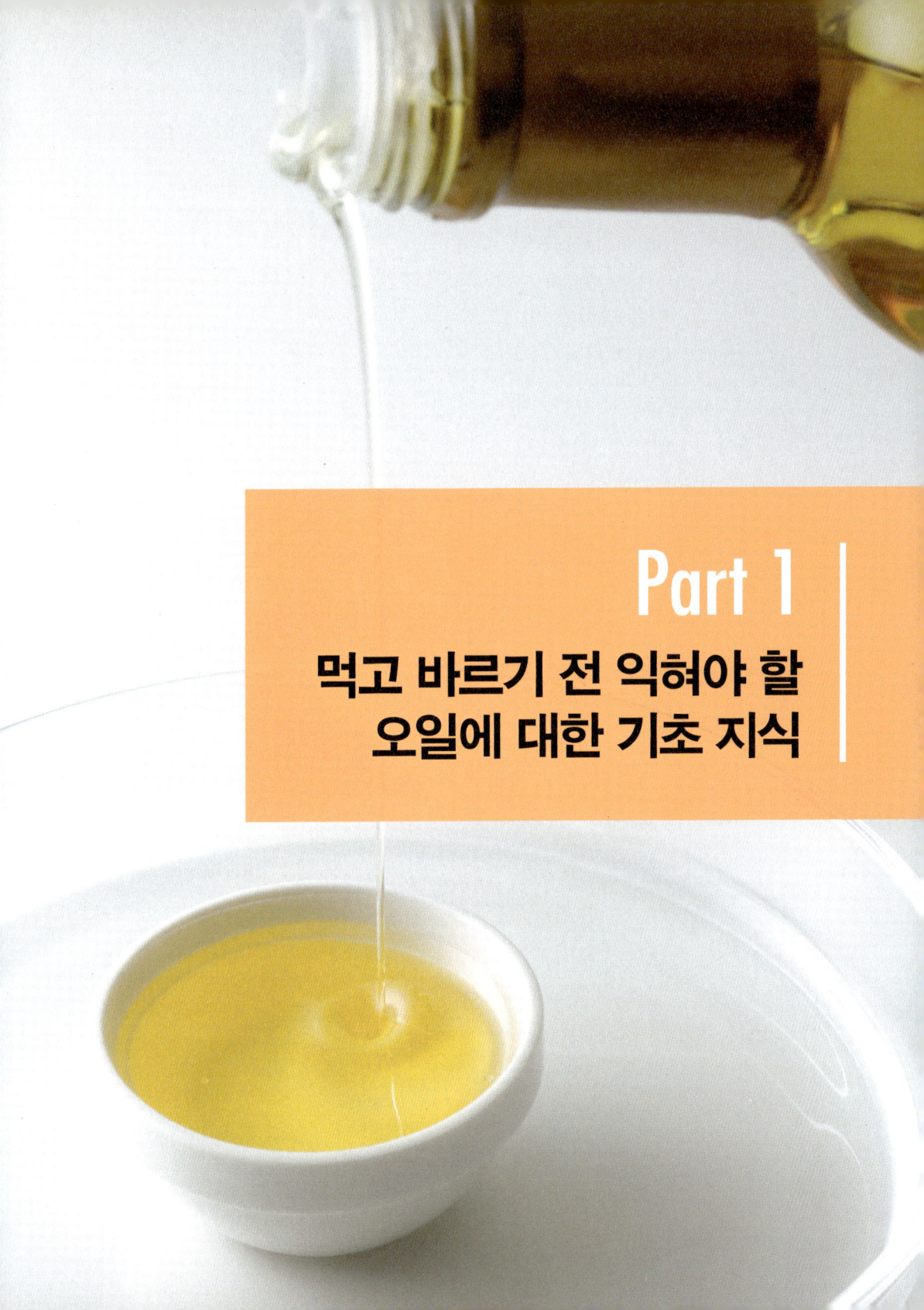

Part 1
먹고 바르기 전 익혀야 할 오일에 대한 기초 지식

우리에게
오일이 필요한 이유

생명 유지에 없어선 안 되는 물질

왜 우리에게는 오일이 필요할까? 우리의 몸은 약 60조~100조 개의 세포로 이루어져 있다. 매일 약 15조 개의 세포가 죽고 새로운 세포가 생겨나는데 여기에 꼭 필요한 것이 오일이다.

세포 하나하나에는 '세포막'이라는 막이 존재하고, 세포막은 인지질이라는 복합지질 성분에 의해 만들어진다. 인지질 사이를 메우는 것이 콜레스테롤이다. 이렇듯 우리의 생명 유지를 위해 오일은 꼭 필요하다.

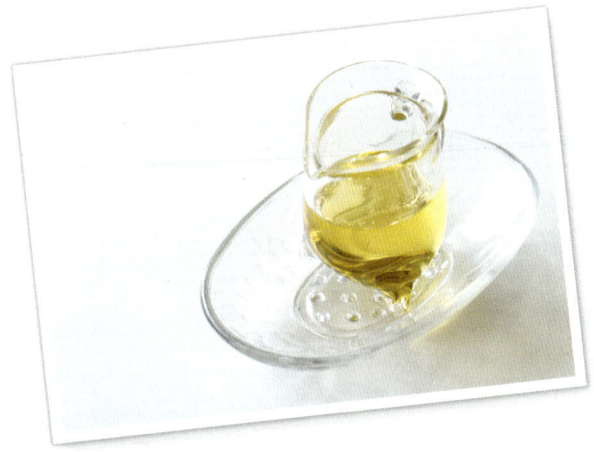

눈

각막을 만드는 것이 왁스에스테르라는 지방질이다. 눈을 보호하기 위해 필요한 눈물은 지방층, 수성층, 점액층으로 구성되어 있다. 지방층 안에 있는 마이봄샘(눈꺼풀판샘)은 지방질을 분비하며 눈물의 공급원이기도 하다.

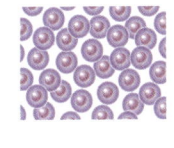

뇌

뇌를 구성하는 성분의 약 60%는 지방질이다. 뇌가 활발하게 움직이려면 신경세포 네트워크가 제 기능을 해야 한다. 지방산, DHA는 신경세포를 부드럽게 유지해 뇌 기능을 도와준다.

심장·혈관

혈액은 동맥 덕분에 온몸을 순환한다. 좋은 지방질로 인해 동맥이 부드러워지면 탄력이 풍부해져 혈액이 원활하게 흐르게 된다. 혈관벽이 녹슬거나 파열되지 않게 보호하는 것도 지방질의 역할이다.

호르몬

지방질은 대사 활성을 조절하는 호르몬으로 작용하기도 한다. 여성호르몬인 에스트로겐은 25세 전후로 정점이었다가 분비량이 감소한다. 갱년기에는 여성호르몬의 균형을 조절하는 오일을 섭취할 필요가 있다.

피부와 부속기관

머리부터 발끝까지 피부장벽을 보호하는 것이 지방질이다. 부속기관인 모발과 손톱, 땀샘이나 피지선에도 지방질은 꼭 필요하다.

우리 몸속에서 오일이 하는 가장 큰 역할 2가지

오일은 인간의 몸속에서 대체 어떤 작용을 하는 걸까? 크게 2가지로 정리할 수 있다.

에너지 대사와 장벽 보호

오일의 중요한 역할 중 하나는 '에너지 대사'다. 오일을 먹으면 체내에서 에너지로 대사된다. 지방질은 소화기에 의해 지방산으로 분해되고, 지방산은 혈액을 통해 세포로 옮겨져 에너지로 소비되거나 간에 축적되었다가 필요하면 다시 지방산으로 분해된다. 이 책에서는 생명 유지에 꼭 필요한 오일을 '건강오일'로 정의한다.

또 다른 역할은 '장벽 보호' 작용이다. 스킨케어 등으로 오일을 피부로 흡수시키면 체외 방어(피부장벽 강화)로 건강하고 아름다워진다. 체내 수분을 보관하는 피지선은 피지를 배출하는 기관이다. 외부 스트레스로부터 피부를 보호하면 수분과 미용 성분을 공기 중에 빼앗기지 않는다. 피부 건강을 책임지는 오일은 '미용오일'이라고 정의한다.

에너지 대사와 장벽 보호, 이 2가지가 오일의 가장 큰 역할이다.

에너지 대사
입으로 섭취하는
건강오일

장벽 보호
피부로 흡수하는
미용오일

기능별
오일 분류

지방산은 염소, 수소, 산소로 구성되어 있다. 염소끼리의 이중결합 여부에 따라 포화지방산과 불포화지방산으로 나뉘고, 불포화지방산은 염소 간 이중결합의 수에 따라 단일불포화지방산과 다가불포화지방산으로 나눌 수 있다.

포화지방산과 불포화지방산

포화지방산은 염소끼리 이중결합이 되지 않은 것을 말한다. 상온에서 주로 고체이고, 쉽게 산화되지 않는 특징이 있다. 잘 소화되지 않고 혈관 안에서 쉽게 고체화되어 심혈관계에 위협적이다.

불포화지방산은 염소끼리 이중결합된 구조로, 상온에서 액체 형태이며 산화되기 쉽다. 에너지나 세포막을 만드는 재료로서 체내에 축적되지 않는 것이 특징이다. 혈액 안에 남아 있는 중성지방을 감소시키고 혈전을 제거하는 기능도 한다.

33~34쪽 염소를 '탄소'로 정정합니다.

단일불포화지방산과 다가불포화지방산

불포화지방산은 수소와 결합할 수 없는 염소가 이중결합한 장소가 한 군데 이상인 지방산이다. 수소와 결합하지 않아 불포화 상태인 공간이 있기 때문에 산소와 결합하기 쉽다. 즉 산화될 위험이 높다.

염소끼리의 이중결합이 1개인 것이 단일불포화지방산이다. 오메가-7, 오메가-9이 여기에 속하며 체내에서 만들 수 있다. 염소끼리의 이중결합이 2개 이상이면 다가불포화지방산이라고 한다. 오메가-3, 오메가-5, 오메가-6가 여기에 속한다. 체내 합성이 불가능한 '필수지방산'은 다가포화지방산에 포함된다.

오메가 계열 지방산

불포화지방산은 오메가 계열 지방산으로 분류된다. 오메가 계열 지방산은 말단의 염소에서 몇 번째 염소와 이중결합이 일어나는지에 따라 숫자가 나뉜다. 예를 들어 최초 이중결합이 말단의 염소에서 세 번째에 있는 지방산은 '오메가-3 계열 지방산'이 되는 것이다.

불포화지방산의 예(오메가-3 계열 지방산)

$$H-\underset{\underset{H}{|}}{\overset{\overset{H}{|}}{C}}-\underset{\underset{H}{|}}{\overset{\overset{H}{|}}{C}}-\overset{\overset{H}{|}}{C}=\overset{\overset{H}{|}}{C}-\underset{\underset{H}{|}}{\overset{\overset{H}{|}}{C}}\cdots\underset{\underset{H}{|}}{\overset{\overset{H}{|}}{C}}-\overset{\overset{O}{\|}}{C}-O-H$$

(1, 2, 3 위치 표시, 이중결합)

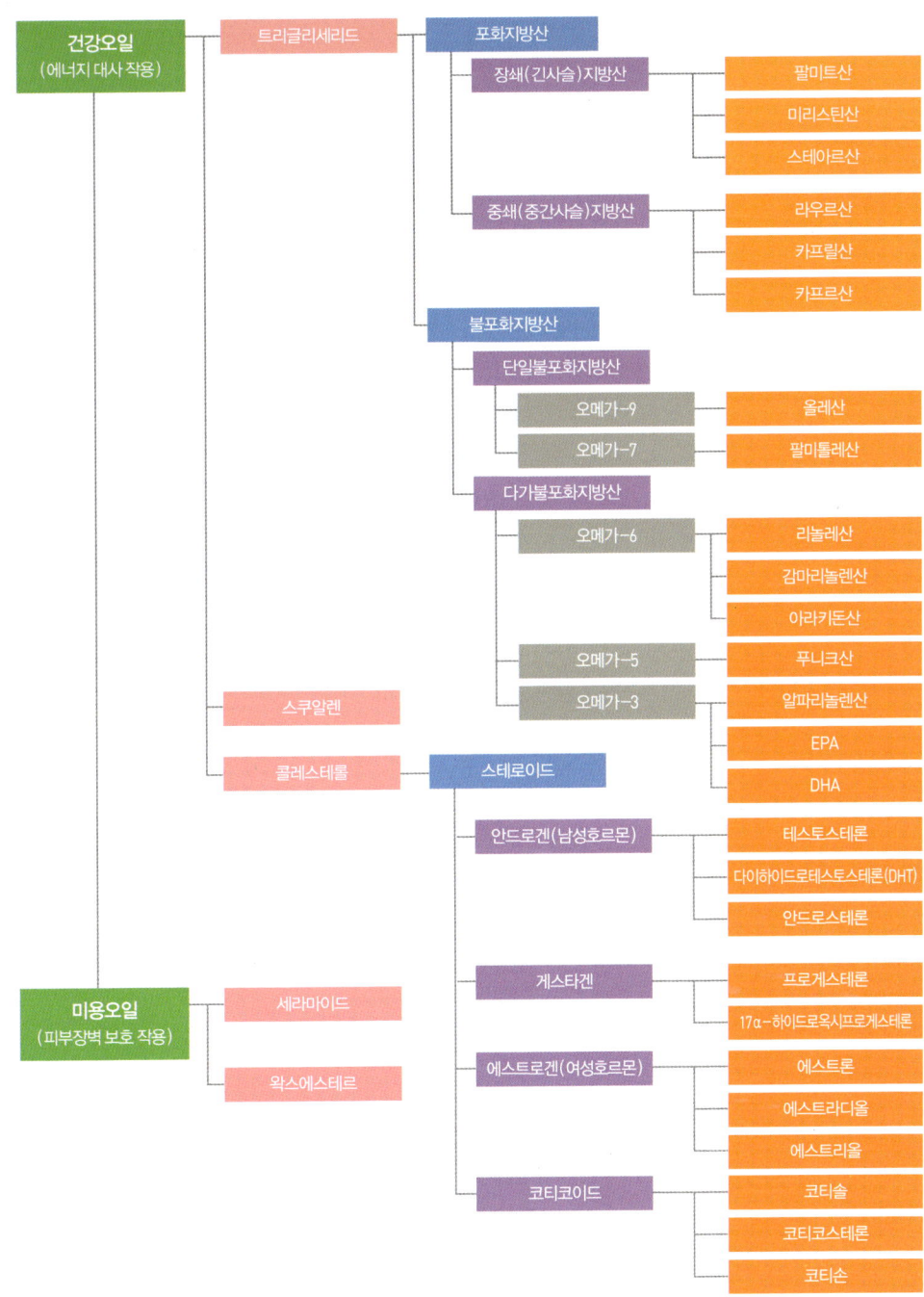

알아두어야 할
대표적인 지방산

포화지방산

■ 팔미트산

동물성 지방 중에는 요리용 돼지기름인 라드나 버터에 많이 들어 있다. 식물성 지방 중에는 카카오버터, 팜유에 많이 들어 있다. 올레산을 생성하는 스테아르산으로 변환하는 지방산으로, 세포가 가진 본래의 힘을 활성화시켜 비타민류가 쉽게 흡수될 수 있도록 돕는다. 너무 많이 섭취하면 동맥경화를 일으킬 수 있으므로 주의해야 한다.

■ 미리스틴산

코코넛오일이나 팜핵유(야자핵기름) 등에 들어 있다. 동물성 지방 중에는 라드와 버터에 함유되어 있다. 단백질을 자극해 호르몬 분비를 촉진하고 세포막을 보호하는 작용을 한다. 너무 많이 섭취하면 심장병이나 동맥경화를 일으킬 위험이 있다. 쉽게 산화되지 않고 세정 효과가 뛰어나 비누, 샴푸 등에 많이 쓰인다.

■ 스테아르산

동물성 지방과 식물성 지방에 가장 많이 함유되어 있는 포화지방산이다. 동물성 지방에서는 라드나 버터에, 식물성 지방에서는 카카오버터나 시어버터에 풍부하게 함유되어 있다. 체내 효소에 따라 녹는점이 낮은 올레산으로 변환된다. 혈관 질환에 걸릴 위험이 높기 때문에 너무 많이 섭취하지 않도록 주의한다.

■ 라우르산

문정맥을 지나 직접 간으로 운반되어 효율적으로 분해된 후 소비되는 중쇄지방산으로, 모유의 주성분이다. 면역력을 높여주며, 대사 과정에서 케톤체를 생성하고, 알츠하이머성 치매 예방에 효과가 있다. 코코넛오일, 팜유가 상온에서 고체 상태인 이유가 바로 라우르산 때문이다.

■ 카프릴산/카프르산

항균 작용이 뛰어난 중쇄지방산이라 의약품의 원료로 사용된다. 문정맥을 통해 직접 간으로 운반되기 때문에 대사 효율을 높여주어 지방에 축적되지 않는다. 최근에는 'MCT 오일'이라 불리는 중쇄지방산으로 구성된 인공 오일에도 풍부하게 함유되어 있어 고열량식 식사요법에 활용되고 있다.

단일불포화지방산

■ 오메가-7 계열 : 팔미톨레산

사람의 피부에 약 10% 정도 포함되어 있는 지방산이다. 나이가 들면서 감소하기 때문에 섭취하면 피부 재생을 촉진시킨다. 혈관벽에 침투해 혈관을 강화하므로 뇌졸중 등을 예방하는 작용을 한다. 또 인슐린 분비를 촉진해 당뇨병, 고혈압 예방에도 도움이 된다. 마카다미아너트 등 견과류 오일에 다량 함유되어 있다.

- **오메가-9 계열 : 올레산**

불포화지방산 중에서 산화율이 가장 적고 체내에서 합성할 수 있는 지방산이다. 혈액 속에 있는 악성 콜레스테롤을 억제해 위산 분비를 최소한으로 줄여주어 속쓰림을 예방한다. 장의 연동 활동을 촉진해 변비 해소에도 효과적이다. 보습력이 높아 다른 미용 성분이 피부에 스며드는 것을 도와주기 때문에 오래 전부터 미용오일로 쓰여왔다.

다가불포화지방산

- **오메가-3 계열 : 알파리놀렌산**

체내에서 생성되지 않아 음식으로 섭취해야 하는 필수지방산이다. 체내 효소로 EPA나 DHA로 변환되어 혈액 속 중성지방을 억제하고 혈전이 생기는 것을 예방한다. 세포막을 형성하는 인지질 성분이 암, 고혈압, 알레르기를 예방하는 효과도 있어 현대인이 적극적으로 섭취해야 할 지방산이다.

- **오메가-3 계열 : EPA(에이코사펜타엔산)**

체내에서 생성되지 않아 음식으로 섭취해야 하는 또 하나의 필수지방산이다. 주로 고등어, 꽁치, 참치와 같은 등 푸른 생선에 풍부하게 들어 있다. 알파리놀렌산을 섭취하면 체내에서 만들어진다. 혈액순환에도 도움을 주어 혈전 예방, 항염증 작용, 동맥경화 예방에도 효과적이다.

- **오메가-3 계열 : DHA(도코사헥사엔산)**

체내에서 만들어지지 않는 필수지방산이지만 알파리놀렌산을 섭취하면 체내에서 만들어진다. 알파리놀렌산은 식물성 플랑크톤에 다량 함유되어 있어 이를 먹고사는 어패류에 DHA가 풍부하며, EPA와의 상승 효과로 혈액순환을 돕는다. DHA는 뇌에 직접 흡수되는 영양분으로 신경세포를 부드럽게 보호하고 정보 전달을 원활하게 한다.

■ 오메가-6 계열 : 리놀레산

체내에서 생성되지 않는 필수지방산이지만 현대인의 식생활에서의 과다섭취가 문제가 되고 있다. 혈중 콜레스테롤이나 중성지방을 일시적으로 저하시키지만 지나치게 섭취하면 알레르기 증상을 일으켜 암에 걸릴 위험이 높아진다. 외식 중심의 식생활이나 스낵을 많이 먹으면 리놀레산을 너무 많이 섭취하게 된다.

■ 오메가-6 계열 : 감마리놀렌산

체내에서 만들어지지 않는 필수지방산이다. 체내 효소를 따라 리놀레산에서 변환되며 천연 식재료에는 많이 들어 있지 않다. 혈압과 혈당을 떨어뜨려 혈전을 제거하고 갱년기 증상이나 PMS(월경전증후군) 완화에도 효과적이다. 여성호르몬이 감소해 생활습관병에 걸릴 위험이 높은 갱년기 여성이 섭취해야 할 지방산이다.

■ 오메가-6 계열 : 아라키돈산

아라키돈산 역시 체내에서 생성되지 않는 필수지방산이다. 전구체라는 디호모감마리놀렌산(DGLA)에서 변환되어 생성된다. 유아의 두뇌와 신체 발육에 반드시 필요하며, 면역 기능을 조절하고 학습 능력과 기억력을 향상시키는 효과가 있다. 너무 많이 섭취하면 알레르기 증상의 원인이 되어 암에 걸릴 위험이 높아지는 것으로 알려져 있다.

식물성 오일의 특징

식물 생명력의 집합체

식물성 오일은 식물의 생명력이 가득 차 있는 에센스다. 역사적으로 보면 원생 식물은 오래 전부터 세계 각지에서 '약'으로 쓰였으며, 식물 생명력의 집합체인 오일은 종교적인 의식에 쓰이거나 높은 지위를 상징하기도 했다. 오일에 대한 가장 오래된 기록은 구석기시대에 신에게 바치는 등불이나 방한, 피부 보호를 위해 오일을 사용했다는 기록이다.

올리브오일은 고대 이집트에서도 사용했고 참기름은 이집트를 비롯해 인도, 중국에서도 사용했다. 일본에서는 조몬시대(일본 선사시대 중 BC 1만 3000년부터 BC 300까지의 기간)에 들깨 재배를 시작했다는 기록이 있고, 3세기 무렵 대륙에서 착유 도구가 들어왔다고 한다. 식물성 오일은 종교나 정치적인 목적의 세금으로 봉납된 귀중한 존재였다.

식물성 오일에는 지방질뿐만 아니라 지용성 비타민이나 피토케미컬이라는 유효 성분도 함유되어 있다. 이 세 가지 성분의 조합으로 식물성 오일은 좀 더 복합적이고 깊이 있는 에센스로서 우리에게 건강과 아름다움을 선물해준다.

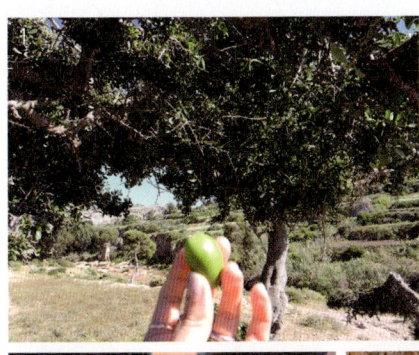
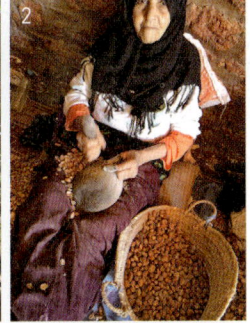
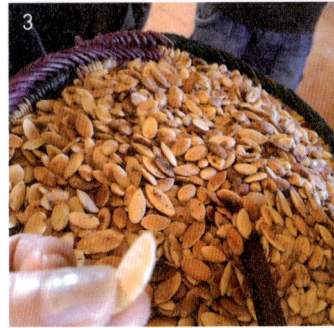
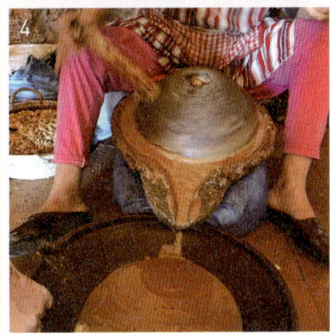

1. 아르간오일의 열매.
2. 모로코 여성이 착유하는 모습.
3. 열매 안에 있는 배젖을 볶는다.
4. 맷돌로 하는 저온 압착. 상당히 품이 많이 든다.

식물성 오일의 탄생 과정

인간의 손에서 태어난 결정체

식물성 오일은 식물에 따라 다르지만 주로 씨앗, 배와 배젖, 배아, 과육에서 추출한다. 각 재료에 맞는 사전작업(가열, 빻기, 압력을 가해 으깨기 등)을 한 다음 착유한다. 가장 신뢰성이 높고 전통적인 방법은 '저온 압착법'이다. 최근 기술이 진화해 직접 열을 가하지 않는 '비가열 압착법'도 개발되었다. 효율을 중시하는 고온 압착법이나 용매 추출도 있지만 산화 정도, 첨가물 등에 따라 오일의 품질이 떨어질 위험이 크다.

식물성 오일의 효능

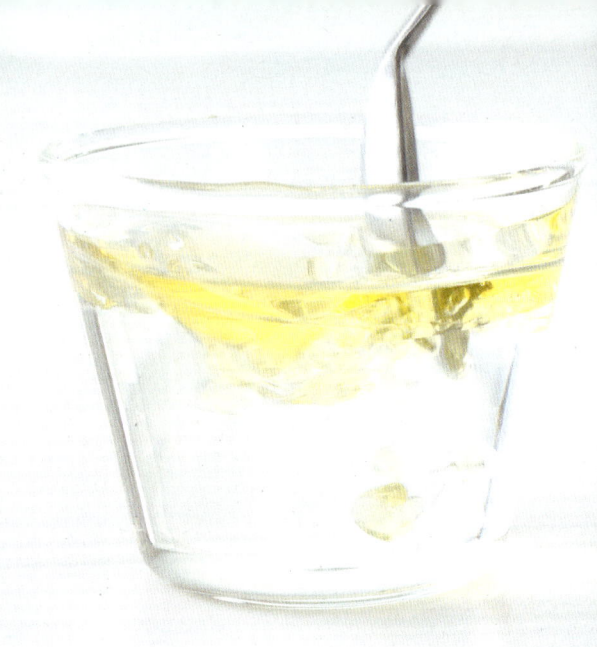

지방산

대체 불가능한 유효 성분

　식물성 오일의 성분 중에서 지방질을 구성하는 것이 지방산이다. 하나의 지방질에는 다양한 지방산이 들어 있다. 그 구성에 따라 지방질의 성질이 결정된다. 함유량이 높은 지방산이 속한 범주에 따라 식물성 오일을 분류한다. 예를 들어 아마씨유는 알파리놀렌산 50%, 올레산 14%, 리놀레산 15%, 기타 지방산 21%의 비율로 구성되어 있다. 가장 함유량이 높은 알파리놀렌산이 오메가-3 지방산이므로 아마씨유는 오메가-3 지방산으로 분류된다. '아마씨유=알파리놀렌산'으로만 생각하지 말고 어떤 지방산으로 구성되어 있는지를 알아두면 좀 더 깊이 오일을 이해할 수 있다.

　식물성 오일에 함유된 지방산은 우리 몸속 다양한 기관의 작용을 촉진하고,

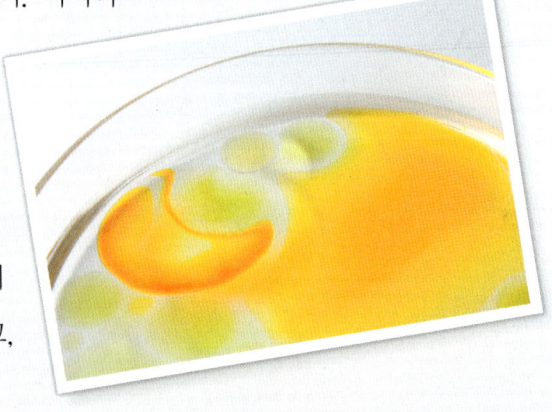

질병을 예방하고 증상을 완화하는 영양분을 가지고 있어 체순환을 원활하게 하는 등 여러 가지 작용을 한다.

식물성 오일의 지방산은 다른 것으로 대체할 수 없는 매우 중요한 성분이다.

오메가-6 계열 오일의 위험

안타깝지만 식물성 오일의 지방산이라고 모두 우리 몸에 좋은 것은 아니다. 오메가-6 계열의 리놀레산은 체내에서 만들 수 없는 필수지방산으로, 혈액 속 중성지방을 낮추는 효과가 있다. 그러나 외식을 자주 하고 기름진 음식, 과자 등을 많이 먹어 리놀레산을 과다섭취하게 되면 알레르기성 체질이 되거나 생활습관병에 걸리고 심장질환이나 암에 걸릴 위험이 높아진다는 단점이 있다. 리놀레산이 주성분인 오메가-6 지방산은 너무 많이 섭취하지 않도록 주의해야 한다.

트랜스지방산

상온에서 액체 상태인 식물성 오일에 수소를 첨가해 인공적으로 만든 고체 오일의 부산물이 트랜스지방산이다. 마가린, 쇼트닝 등에 많이 들어 있다.

트랜스지방산은 포화지방산과 마찬가지로 너무 많이 섭취하면 심장질환을 유발할 수 있다고 알려져 있다. 미국 FDA는 2018년 6월부터 트랜스지방산을 사용하지 않도록 권고하고 있다. 당뇨병과 암을 유발할 위험이 높고 뇌경색, 뇌졸중의 원인이 되며 아이들의 두뇌 발달과 고령자의 치매에도 나쁜 영향을 미치기 때문이다.

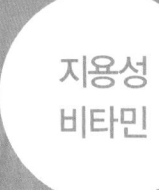

지용성 비타민

소량으로 아름다움과 건강을 지켜준다

비타민은 에너지 대사를 처리하는 효소의 작용을 돕는다. 비타민이라는 이름은 생명을 뜻하는 vita와 염기성 화합물의 하나인 amine이 합쳐진 조어다. 생명을 유지하는 중요한 성분이라는 뜻이다. 대부분의 비타민은 체내에서 생성되지 않으

비타민A

식물성 오일의 비타민A(레티놀)는 비타민A의 전구체인 '베타카로틴'에 들어 있다. 동물성 비타민A와 달리 베타카로틴은 너무 많이 섭취하더라도 과잉증이 나타나지 않는 장점이 있다. 소장(작은창자)에서 필요한 만큼 비타민A로 바뀌어 혈중 운송 캡슐인 '리포단백질'로 혈액 속을 이동해 온몸으로 퍼진다. 항산화 작용이 뛰어나 활성산소로 인한 노화현상을 예방하고 발암을 억제하는 작용도 한다.

- **결핍증** : 야맹증, 안구건조증, 피부각화증
- **과잉증(베타카로틴 형태가 아닌 경우)** : 두통, 구토, 설사, 태아 기형, 간비대증

비타민D

식물성 오일에 함유된 비타민D는 비타민D_2(에르고칼시페롤)로, 소장에서 칼슘의 흡수를 촉진하는 매우 중요한 역할을 한다. 콩팥에서 활성화된 비타민D는 소장 점막에서 칼슘 결합 단백질의 합성을 촉진해 칼슘 흡수를 높인다. 그 결과 혈중 칼슘 농도가 올라가고 뼈에 저장되는 칼슘의 양도 늘어난다. 창자에서 인 흡수도 촉진시켜 뼈와 치아의 석회화를 도와 뼈를 튼튼하게 한다.

- **결핍증** : 구루병(유아), 골다공증(성인)
- **과잉증** : 고칼슘혈증, 신장결석

므로 음식으로 섭취해야 한다. 아주 적은 양을 필요로 하는 영양소이지만 결핍되면 질병을 일으키고 성장에 문제가 되는 아주 중요한 영양소다.

비타민은 용해성에 따라 수용성과 지용성으로 나뉜다. 지용성 비타민은 A, D, E, K이다. 수용성 비타민은 너무 많이 섭취하면 소변으로 배출되지만, 지용성 비타민은 지방 조직이나 간에 축적된다. 너무 많이 섭취하면 과잉증을 일으키므로 주의해야 한다.

식물성 오일로 하루 필요 지방질을 균형 있게 섭취하면 지용성 비타민이 체내 모든 생리 기능에 작용해 아름다움과 건강을 유지할 수 있게 해준다.

비타민E

천연 비타민E에는 토코페롤과 토코트리에놀 등 두 종류가 있다. 각각 알파(α), 베타(β), 델타(δ), 감마(γ) 네 가지씩 존재한다. 토코페놀은 생식과 성장에 관여하는 비타민이다. 항산화 작용이 매우 뛰어나 오일의 사용기간을 연장하는 데도 아주 효과적이다. 알파토코페롤은 생리활성 기능이 매우 뛰어나고, 감마토코페롤은 이뇨 작용을 촉진시켜 부기 예방에 효과적이다. 비타민E는 흡수 후 혈중 운송 캡슐인 '리포단백질'로 운송되어 체내 지용성 물질의 항산화제로서 작용한다.

● **결핍증** : 동맥경화, 빈혈

비타민K

비타민K는 K_1~K_7의 결합에서 구성된 비타민 인자로, 그중에서도 K_1(필로퀴논)이나 K_2(메나퀴논)가 중요한 작용을 한다. 이것은 지혈제라 불리며 간에서 합성된 프로트롬빈의 생성을 도와 혈액 응고에 관여한다. 신생아는 장 내 세균과 모유 속 용혈 인자가 적어서 비타민K가 부족할 경우 두개내출혈이나 창자출혈이 일어나기도 한다. 이를 예방하려면 비타민K를 보충해야 한다.

● **결핍증** : 출혈 경향(혈액 응고 지연)
● **과잉증** : 입술이나 손톱이 보라색으로 변색, 구토

피토케미컬

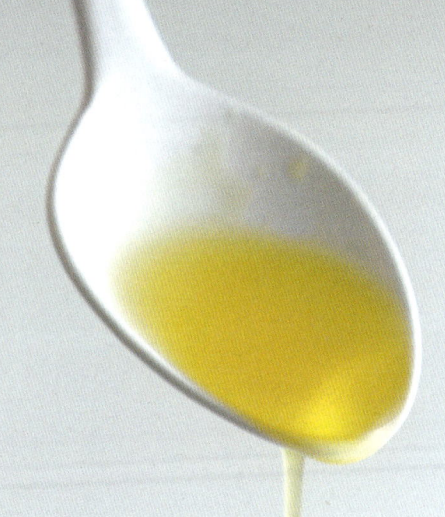

젊음을 유지해줄 제7의 영양소

　최적의 환경을 찾아 스스로 이동하는 동물과 달리, 식물은 생존 장소를 옮기지 못하며 강력한 태양광선과 해충 등 외부 스트레스에 항상 노출되어 있다. 식물이 이렇게 가혹한 환경에서 스스로를 지키고 종을 보호할 수 있는 것은 방어 시스템이 있기 때문이다.

　식물은 광합성을 할 때 일부 당분을 변화시켜 화학물질을 생성해 자신을 공격하는 외부 환경으로부터 스스로를 보호한다. 이 화학물질이 '피토케미컬'이다. 피토케미컬은 동물의 체내에서는 생성되지 않는다.

　피토케미컬은 식물의 색, 향, 쓴맛(떫은 맛)에 함유되어 있는 성분이다. 약 1만 가지 이상 존재하는 것으로 알려졌으나 지금까지 약 1500종류가 화학적으로 밝혀졌다.

　피토케미컬의 가장 큰 효능은 항산화 작용이다. 사람의 몸은 나이가 들면서 산화되고 산화력이 강한 활성산소가 과하게 늘어나 체내 과산화물질이 증가한다. 이것은 다양한 생활습관병과 노화의 원인이 된다. 피토케미컬은 활성산소를 방어하고 제거하는 항산화력이 뛰어나 젊음을 유지해줄 물질로 주목받고 있다.

			폴리페놀	
플라보노이드 계열	플라바논류	나란제닌	항암, 항염증	유자씨유
		헤스페리딘	항알레르기, 모세혈관 보호	유자씨유
	플라보놀류	케르세틴(퀘세틴)	항암, 고혈압 억제, 지방 흡수 억제, 항알레르기, 모세혈관 보호, 동맥경화 예방, 골다공증 예방	헤이즐넛오일, 아몬드오일, 피스타치오오일, 시벅턴오일, 치아시드오일
		미리세틴	항암, 당뇨병 예방, 항알레르기	포도씨유, 월넛오일, 치아시드오일
	플라본류	루테올린	항암, 항알레르기, 항염증, 고혈압 억제, 간 해독 작용, 당뇨병 예방	들기름, 피스타치오오일, 아몬드오일, 올리브오일
		아피제닌	항암, 항염증	올리브오일
	플라바놀류	타닌	항염증, 수렴 작용	올리브오일
	안토시아닌류	안토시아니딘	고혈압 억제, 눈병 예방, 시력 저하 예방, 당뇨병 예방	포도씨유, 아사이오일, 피스타치오오일
		프로안토시아니딘 (프로시아니딘)	항암, 동맥경화 예방, 모세혈관 보호, 눈병 예방, 항염증	포도씨유, 마룰라오일, 달맞이꽃종자유, 피스타치오오일
	스틸벤류	레스베라트롤	항암, 항알레르기, 심장질환 예방	포도씨유, 아몬드오일, 피스타치오오일
페놀화합물 계열	리그난류	세사민, 세사몰린, 세사미놀, 세사몰	항암, 고혈압 억제, 간기능 장애 예방, 지방 흡수 억제, 면역력 강화	참기름
		피노레시놀	항암, 여성호르몬과 같은 작용, 동맥경화 억제, 골다공증 예방	아마씨유
		라리시레시놀		
		세코이소라리시레시놀		
		마타이레시놀		
	쿠메스탄류	쿠메스트롤	여성호르몬과 같은 작용, 골다공증 예방	석류씨유
	하이드록시 시나믹산류	엘라그산	항암, 항균, 미백	석류씨유, 블랙베리시드오일, 달맞이꽃종자유
		로즈마린산	항알레르기, 고혈압 억제	들기름, 치아시드오일
		감마오리자놀	항암, 항알레르기, 자율신경 실조증 예방	미강유
		카페인산	항암, 당뇨병 예방, 지방 연소 작용, 항균, 항HIV, 피로회복	아르간오일, 치아시드오일, 로즈힙오일
		칸비나신A	항염증, 해독 작용	헴프시드오일
		니겔론	항염증, 항히스타민	블랙커민시드오일
	퀴논류	티모퀴논	항암, 치매 예방, 항염증, 항균	블랙커민시드오일
		페던쿨라긴	간기능 촉진, 동맥경화 예방, 당뇨병 예방, 미백	월넛오일
		텔리마그란딘		
		올러유러핀	동맥경화 예방, 항균, 미백	올리브오일, 아르간오일
		갈산	전립선 비대증 예방	코코넛오일

			테르페노이드(테르펜계)	
트리테르페노이드 계열		스쿠알렌	항암, 동맥경화 예방, 간기능 촉진	올리브오일
		올레아놀산	항암, 항염증, 충치 예방, 남성 탈모 예방	올리브오일, 포도씨유
		우르솔산	항암, 항염증	프룬시드오일
		티루칼롤	상처 치료	아르간오일
		베타아마린 푸티로스 페르몰	피부장벽 보호, 자외선 자극에서 보호	아르간오일
		루페올	항염증	아르간오일
카로티노이드 계열	카로틴류	알파카로틴	항암	호호바오일
		베타카로틴	항암, 야맹증, 황반변성 예방	
		감마카로틴		
		델타카로틴		
		리코펜	혈전 예방, 동맥경화 예방, 고혈압 억제, 당뇨병 예방, 시력 회복, 미백	로즈힙오일
	크산토필류	루테인	황반변성 예방, 백내장·녹내장 예방	아보카도오일, 아몬드오일, 피스타치오오일
		제아잔틴	황반변성 예방, 백내장·녹내장 예방	아몬드오일, 피스타치오오일
		베타크립토크산틴	골다공증 예방, 당뇨병 예방, 면역력 강화, 시력 향상	유자씨유, 호박씨유

오일 섭취 시 주의할 점

오메가-6와 오메가-3의 섭취 비율

오메가-6 계열과 오메가-3 계열의 지방산은 다가불포화지방산에 속하는 필수지방산이다. 오메가-6 계열인 리놀레산은 너무 많이 섭취하면 세포가 벽돌처럼 딱딱해져 유연성이 없어진다. 그렇게 되면 영양소나 노폐물을 원활하게 운반할 수 없어 알레르기나 질병을 일으킨다. 오메가-3 계열의 지방산은 오메가-6 계열의 지방산을 너무 많이 섭취해서 발생하는 염증 프로세스를 억제한다. 오메가-6 계열의 지방산과 오메가-3 계열의 지방산은 서로 부족한 성질을 보완하는 관계라고 할 수 있다. 이상적인 섭취 비율은 2:1 정도이다.

쌓이는 오일

예전부터 오일 하면 '살이 찐다', '늙는다'라는 이미지를 떠올렸다. 이런 이미지는 동물성 지방인 포화지방산 때문에 생겨난 것이다. 포화지방산을 너무 많이 섭취하면 세포와 혈관에 지방이 축적되어 동맥경화나 당뇨병 같은 생활습관병에 걸릴 위험이 높아진다. 같은 오일이지만 오메가-3(아마씨유, 들기름 등) 불포화지방산과, 포화지방산 중에서도 중쇄지방산(코코넛오일)은 체내에 쌓이지 않고 에너지로 대사된다.

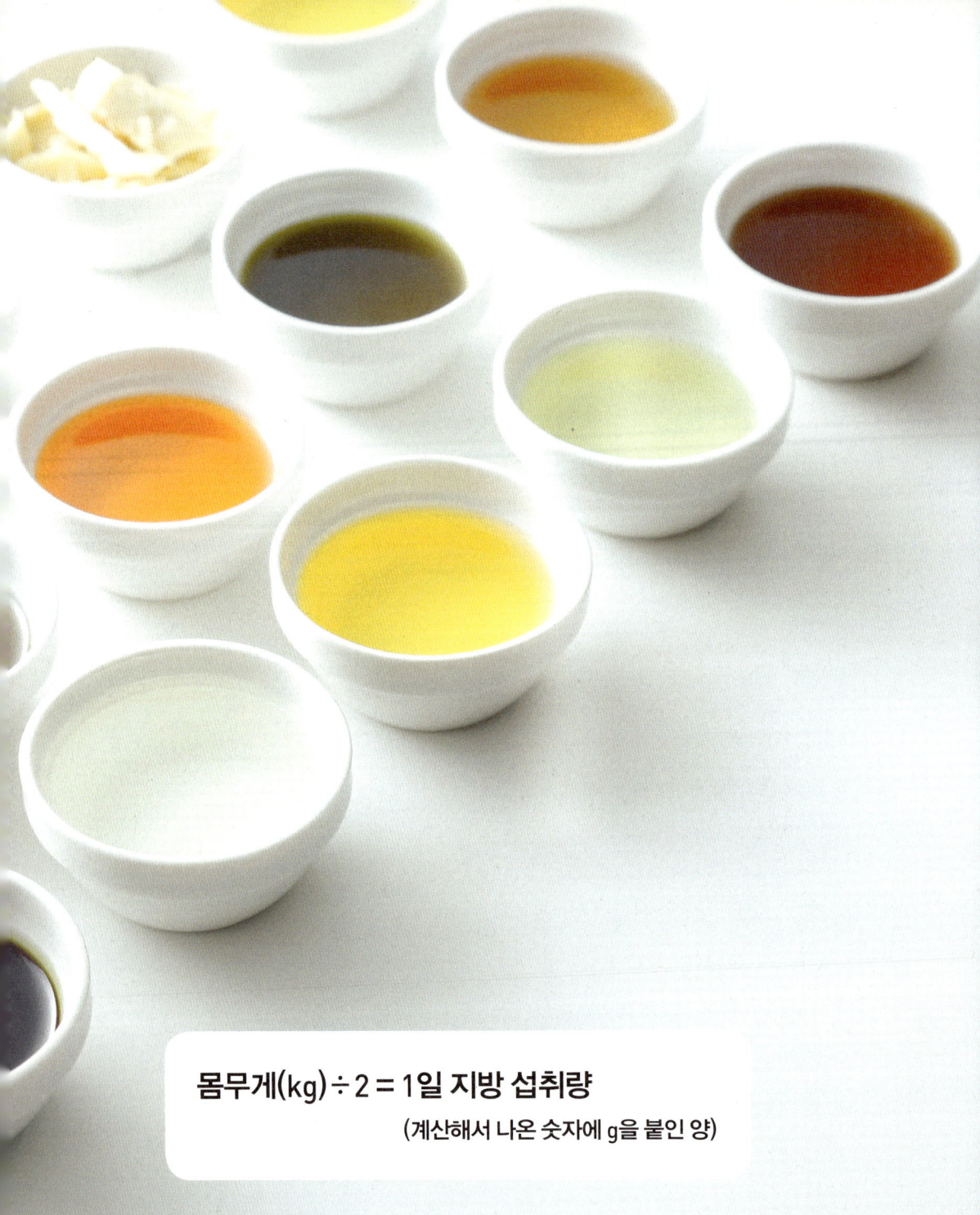

몸무게(kg)÷2 = 1일 지방 섭취량
(계산해서 나온 숫자에 g을 붙인 양)

하루에 필요한
오일의 양

칼로리는 같다

 가장 칼로리가 낮은 식물성 오일은 무엇일까? 사실 어떤 식물성 오일도 칼로리는 같다. 100g에 921kcal, 1큰술(12g)로 계산하면 약 110kcal다.
 동물성 지방의 포화지방산과 달리 식물성 지방의 불포화지방산은 체지방으로 축적되지 않는다. 양질의 식물성 오일을 적당량 섭취하면 포만감이 있어 다이어트 효과도 있다.

1~2큰술

 1일 지방 섭취량은 총 에너지양의 20~25% 정도다. 하지만 우리는 이미 고기나 생선 등을 통해 지방질을 섭취하고 있다. 이를 제외한 1일 지방 섭취량의 기준은 몸무게를 2로 나눈 숫자를 그램(g)으로 표시한 수치다. 그렇게 계산하면 여성의 경우 평균 1일 지방 섭취량은 1~2큰술이 적당하다. 전체 지방질량 가운데 오메가-6 계열과 오메가-3 계열의 비율은 2:1이 이상적이다.

보이지 않는 지방을 주의하자

무심코 먹은 식품에도 지방이?!

 육류나 유제품을 줄인 만큼 식물성 오일을 섭취하는 것은 반드시 좋은 습관은 아니다. 우리의 식생활에는 '보이지 않는 지방'이 곳곳에 숨어 있기 때문이다. 과자, 빵, 가공식품, 패스트푸드에도 지방이 들어 있다. 밖에서 먹는 음식에도 지방이 많이 들어가는데 어떤 지방이 들어갔는지는 알 수도 없다. '보이지 않는 지방'의 정체는 대부분 정제된 식물성 지방이나 쇼트닝·마가린 등 트랜스지방산이다. '보이지 않는 지방'을 양질의 식물성 오일로 바꾸는 의식적인 노력이 필요하다.

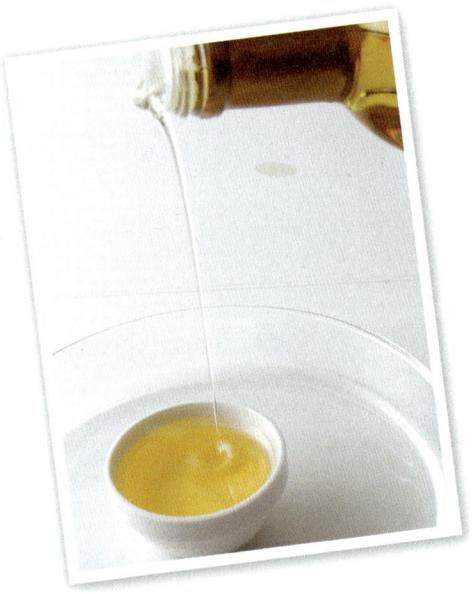

식품군	식품명	지방질 함유량(g/100g)
곡류	크루아상	17.1~26.6
	롤빵	7.9~22.4
	식빵	2.8~7.1
	인스턴트 컵라면	4.4~21.2
	인스턴트 중화면	4.4~23.7
유제품	우유	3.0~5.0
	저지방 우유	1.5
	요구르트	2.7~4.1
	아이스크림	13.4~16.4
	프로세스 치즈*	22.7~35.3
과자류	쌀과자	0.4~34.8
	비스킷	9.8~28.9
	초콜릿	28.4~46.2
	포테이토 스낵	12.7~39.3
	슈크림	15.3~28.2
	케이크	14.7~25.0
육류	와규(등심)	26.5~57.3
	와규(대접살)	7.9~33.7
	와규(안심)	16.5~47.1
	소고기(우설)	1.5~5.7
	소고기(안창살)	29.6~59.4
	소고기(위장)	0.9~5.6
	수입 소고기(대접살)	7.8~13.9
	수입 소고기(안심)	8.9~13.9
조미료, 향신료	마요네즈	70.6~79.3
	카레 루	32.9~39.9
	하이라이스 루	26.9~36.2
	드레싱	33.3
유지류	버터	81.7~84.7
	마가린	81.5~85.5
	라드	100

* 2가지 이상의 자연치즈를 갈아서 불에 녹여 재가공한 치즈, 시중에서 볼 수 있는 덩어리 치즈.

콜레스테롤에 대한
새로운 상식

실제로는 우리 몸에 꼭 필요한 영양소

기름을 섭취하면 혈중 콜레스테롤 수치가 올라가고 생활습관병에 걸릴 위험이 높다고 알려져 있다. 이러한 고정관념 때문에 필요 이상으로 콜레스테롤을 제한하는 사람이 적지 않다. 그러나 콜레스테롤은 사람에게 중요한 지방질 중 하나다. 뇌 속 물질의 50%를 차지하고, 혈중에도 들어 있어 온몸의 세포막을 구성한다. 또 외부로부터 우리 몸을 보호하는 피부막에도 약 5%의 콜레스테롤이 포함되어 있다. 인지질과 함께 '천연 유화제'로서 피부와 땀을 유화시켜 피부막을 생성한다.

주로 간에서 생성

콜레스테롤은 체내에서 생성될 수 있다. 주로 간에서 만들어지며, 뇌는 95% 이상 뇌 자체에서 생성한 콜레스테롤을 사용한다. 최근 연구를 통해 음식에서 섭취하는 콜레스테롤은 혈중 콜레스테롤의 수치와 관련이 없다는 사실이 밝혀졌다. 또 음식으로 섭취하는 콜레스테롤을 줄이면 체내 콜레스테롤 수치를 일정하게 유지하기 위해 간에서 콜레스테롤이 생성된다는 사실이 알려지면서 콜레스테롤 섭취량을 제한해야 한다는 가설은 의미가 없어졌다.

즉 중성지방은 줄일 필요가 있지만, 콜레스테롤은 수치에 신경 쓸 필요가 없다.

콜레스테롤의 작용

- 세포막을 만드는 재료가 된다.
- 뇌 속 지방질을 만드는 재료가 된다.
- 스테로이드 호르몬의 재료가 된다.
- 비타민D의 재료가 된다.
- 담즙산의 재료가 된다.
- 지방 물질을 운반하고 배합한다.
- 독소를 배출한다.

나에게 필요없는 오일,
나에게 필요한 오일

나의 습관을 알자

당신은 평소에 어떤 오일을 먹는가? 평소 자신이 섭취하는 오일을 알려면 부엌에 있는 오일뿐만 아니라 '보이지 않는 지방'도 생각해야 한다. 육류나 유제품에 함유된 포화지방산을 너무 많이 섭취하고 있지는 않은지, 정크푸드나 가공품으로 인해 오메가-6 지방산을 과다섭취하는 건 아닌지 따져보자. 대부분의 사람들이 둘 중 어딘가에는 해당될 것이다. 후자의 경우 트랜스지방산의 위험성에 주의해야 한다.

과다섭취하는 오일이 있다면, 그것은 당신에게 불필요한 것이다. 식생활을 점검해 될 수 있으면 줄이자.

필요한 오일로 바꾸자

포화지방산을 과하게 섭취하고 있다면 불포화지방산을 늘려보자. 버터를 올리브오일로 대체하고, 육류를 어패류로 바꿔보는 것이다. 오메가-6를 너무 많이 섭취하고 있는 것 같다면 줄이는 만큼 오메가-3 지방산으로 바꾼다. 점심으로 패스

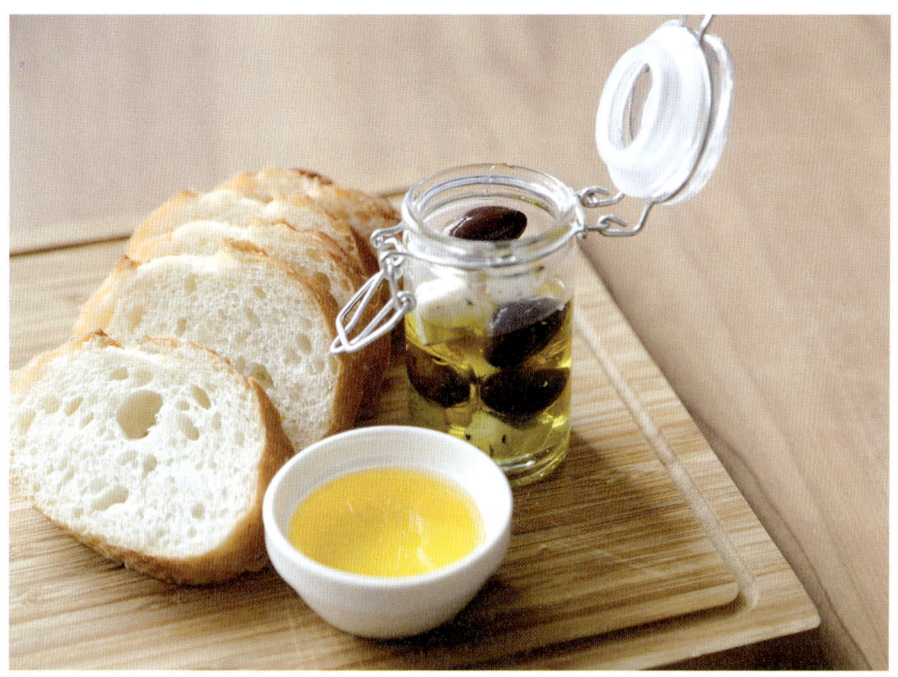

트푸드 대신 샐러드에 아마씨유와 레몬을 뿌려 먹는 것도 좋다.

갑자기 육류나 과자를 전부 끊는 극단적인 방법은 좋지 않다. 먼저 현재 주로 섭취하는 오일을 제대로 알아보자. 그것만으로도 큰 변화가 일어난다.

현명하게
오일 고르는 법

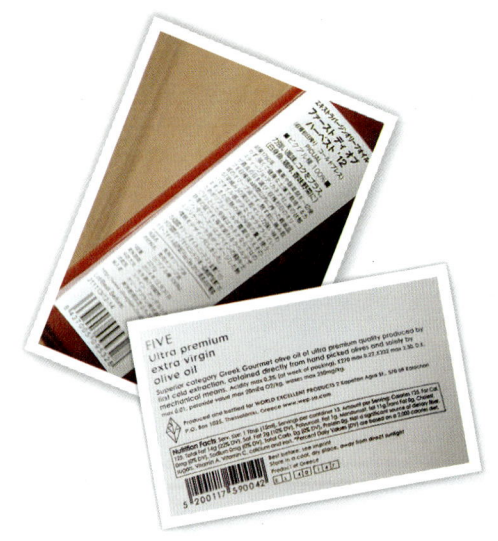

병을 보면 알 수 있다

건강오일은 화학반응이 일어나기 쉬운 상태의 오일로, 에너지 대사를 돕는 역할을 한다. 대부분의 식물성 오일은 열, 공기, 빛에 의해 산화된다. 좋은 오일은 이러한 것들로부터 보호할 수 있는 병에 담겨 있다. 주로 빛을 차단할 수 있는 유리나 스테인리스처럼 오일이 열화(劣化)되지 않는 소재의 병이다.

오일을 판매하는 진열대도 반드시 확인해야 한다. 온도가 높지는 않은지, 오메가-3 계열의 오일은 냉장 진열대에 있는지를 확인한다.

라벨을 읽는다

병에 붙은 라벨을 보면 오일에 대해 상세한 정보를 얻을 수 있다. 오가닉 인증 마크와 같은 것이 있다면 안심할 수 있다. 엑스트라 버진(한 번 짠 것), 저온 압착, 비가열 압착 중 어떤 방식으로 만들었는지도 살펴보는 것이 좋다. 올리브오일, 아보카도오일과 같이 과육으로 만든 오일은 수확에서 착유까지 걸린 시간이 짧을수록 품질이 좋다. 생산자와 가공자(착유업자)가 같다면 그럴 확률이 높다. 이탈리아나 스페인에서는 의무적으로 표시하게 되어 있으니 꼭 체크해보자.

오일을 보관할 때 주의할 점

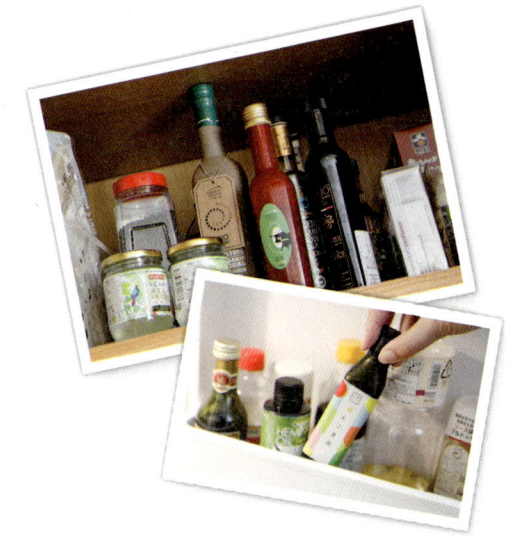

보관 장소를 확인한다

이 책에서는 오일을 소개하면서 관리 방법과 함께 보관법을 아이콘으로 표시했으니 참고하자. 기본적으로 포화지방산과 오메가-6 계열의 오일, 오메가-9 계열의 오일은 냉암소에 보관한다. 상온뿐만 아니라 직사광선, 조명에도 주의를 기울여야 한다. 산화될 위험이 높은 오메가-3 지방산은 냉장 보관한다. 잘못된 방법으로 보관하면 애써 구한 좋은 오일이 산화될 위험이 높아진다.

한 달 안에 다 쓰자

식물성 오일은 개봉한 순간부터 산화되기 시작한다고 해도 과언이 아니다. 당연히 라벨에 표시된 유통기한을 지켜야 하고, 가능하면 한 달 안에 다 쓰는 것이 좋다. 이 점을 고려하면 한 달 동안 쓸 기름의 양을 측정하는 것도 가능해진다. 싸게 파는 할인 상품이라고 해서 큰 용량의 오일을 사서 다 먹지 못하면 산화되어 아무런 효과를 얻을 수 없다.

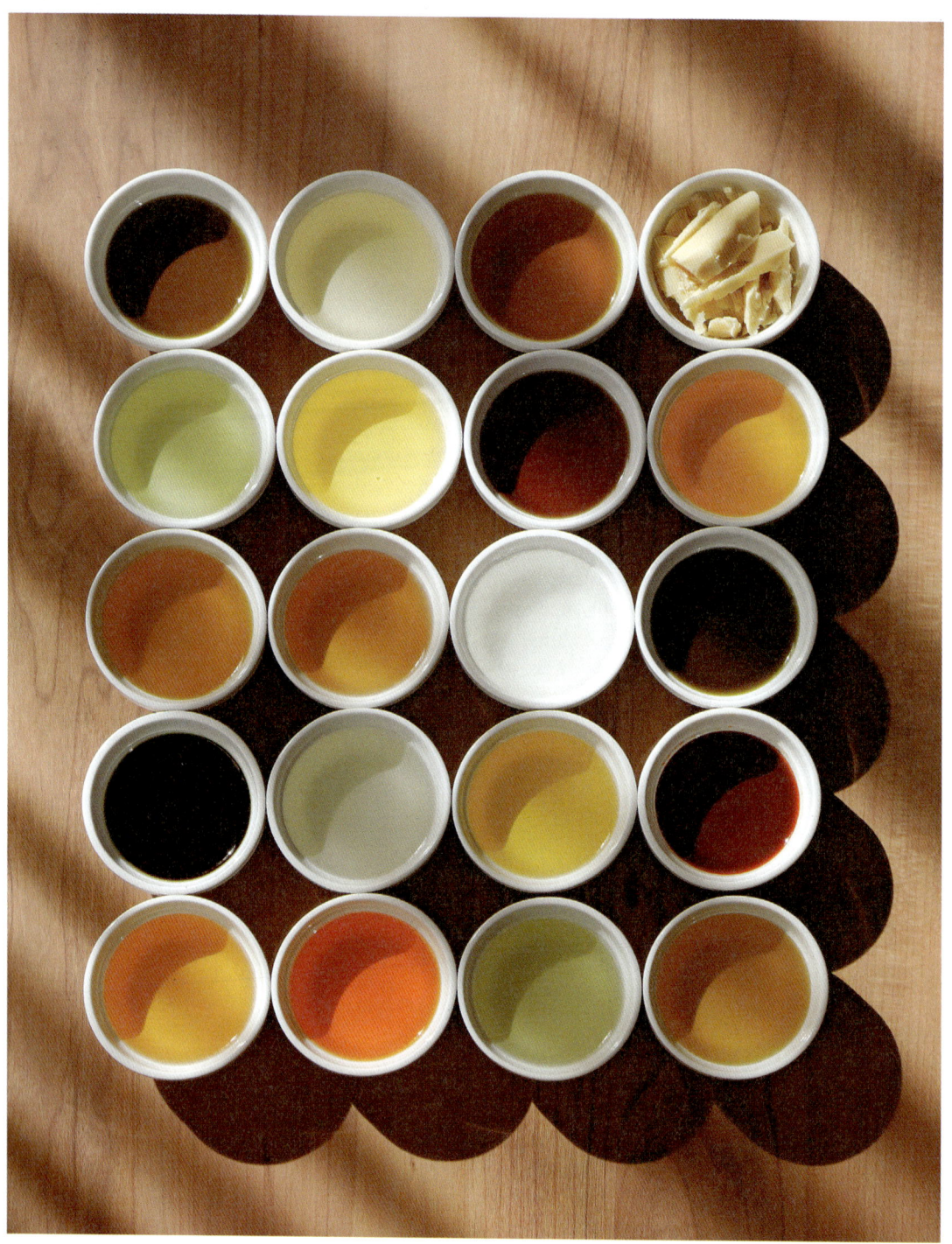

우선 오일 한 병을 비우자

여러 가지 오일을 동시에 먹지 않는다

자신에게 맞는 오일을 고르고 싶다면 한 번에 여러 가지 오일을 사용하면 안 된다. 인간의 몸은 우리가 생각하는 것 이상으로 복잡한 구조를 갖고 있다. 오일의 효과와 효능을 제대로 느끼고 싶다면 한 병의 오일을 끝까지 먹어보자.

약 한 달 동안 한 병을 다 먹고 나면 그 성분이 피부나 체내 세포에 골고루 퍼져 효과가 나타나기 시작한다. 효과가 나타나지 않으면 그때 다른 성질의 오일을 찾아 먹는다.

섭취 방법을 지킨다

'식물성 오일로 바꿔도 그다지 효과를 못 느낀다'는 사람도 있다. 그런 경우는 자세히 살펴보면 사용 방법이 잘못된 경우가 적지 않다. 총 지방질량을 바꾸지 않고 식물성 오일의 종류를 늘리거나 너무 많이 섭취하고, 가열하면 안 되는 오일을 튀기고 굽는 요리에 쓰는 경우도 있다. 식물성 오일은 매우 섬세하기 때문에 사용 방법이 잘못되면 효과를 볼 수 없다.

오일 조견표

오일명				비만	혈전	동맥	혈압	뇌졸중	치매	암	위	장·변비	간	방광
트리글리세라이드	포화지방산	장쇄지방산	카카오버터	O						O	O	O		O
		중쇄지방산	코코넛오일	O		O			O			O		
			바바수오일	O					O			O		
	불포화지방산	오메가-3 계열	키위씨유	O	O	O	O		O			O	O	
			사차인치오일	O	O	O	O	O				O	O	
			치아시드오일	O	O	O	O	O				O	O	
			아마씨유	O		O	O		O			O		
			들기름	O	O	O	O	O				O		
		오메가-5 계열	석류씨유	O		O				O				
		오메가-6 계열	달맞이꽃종자유	O	O	O	O			O	O		O	
			밀배아유			O	O							
			수박씨유	O	O	O								
			월넛오일	O	O	O		O		O			O	
			선인장씨유			O							O	
			오이씨유			O			O		O			O
			쿠쿠이오일								O			
			크랜베리시드오일	O	O	O			O			O	O	O
			포도씨유		O	O	O							
			면실유			O								
			시슬오일*		O					O	O		O	
			딸기씨유	O		O				O				
			참기름	O		O				O		O	O	
			콩기름							O				
			호박씨유	O		O	O			O				O
			블랙커런트오일		O	O	O							
			블랙커민시드오일					O	O					
			블랙베리시드오일	O	O	O	O		O					
			블루베리시드오일	O	O	O								O
			헴프시드오일		O	O	O						O	
			보라지오일		O	O	O			O	O		O	
			마라쿠자오일											
			라즈베리오일	O	O	O	O		O					
			로즈힙오일	O	O	O	O			O				
		오메가-7 계열	시벅턴오일	O	O	O	O			O		O	O	

*국내에서는 밀크시슬(milk thistle, 엉겅퀴)로 알려져 있고 오일보다는 영양제에 많이 포함되어 있다.

여성호르몬	부종	골다공증	피로	눈병	알레르기	냉증	스트레스	건조	주름	기미	칙칙함	여드름	다크서클	번들거림	모공	탈모	모발손상	아토피	습진
					O			O											
			O					O											
			O		O			O											
					O		O	O	O	O	O	O	O						
	O				O		O												
		O			O		O												
O		O			O		O												
				O	O		O												
O				O	O	O		O	O	O	O								
O		O			O			O	O	O									
			O					O	O										
				O				O	O										
					O			O	O										
				O				O	O										
					O			O	O										
								O	O										
					O	O		O	O	O									
				O				O	O										
			O					O	O										
					O	O		O	O										
								O	O										
O		O						O	O										
	O	O			O			O	O										
O				O	O			O	O	O	O								
					O			O	O										
				O	O			O	O	O									
	O			O	O			O	O	O									
O			O		O	O													
O								O	O										
								O	O					O			O		
				O	O			O	O	O									
		O		O	O	O		O	O	O									
	O				O			O	O										

		오일명	비만	혈전	동맥	혈압	뇌졸중	치매	암	위	장·변비	간	방광
	오메가-9 계열	아사이오일	O	O	O	O			O	O	O		
		아르간오일	O		O					O	O	O	O
		살구씨유							O	O	O		
		아보카도오일	O		O					O	O		
		아몬드오일	O	O	O	O			O	O	O	O	
		안디로바오일	O						O	O	O		
		올리브오일	O	O	O	O			O	O	O		
		캐슈넛오일	O	O	O	O			O	O	O		
		피마자유											
		동백유	O		O				O	O			
		카멜리나오일	O	O	O	O	O	O	O	O			
		사플라워오일	O		O					O			
		해바라기씨유	O		O	O			O		O		
		시어버터											
		타마누오일											
		티오일	O		O					O	O		
		님오일											
		바오밥시드오일											
		피스타치오오일	O	O	O	O			O	O	O	O	
		복숭아씨유	O							O	O		
		피넛오일	O	O	O	O			O		O	O	
		브라질너트오일	O		O				O	O	O		
		프룬시드오일	O	O	O	O				O	O		
		브로콜리시드오일					O						
		헤이즐넛오일	O	O	O	O	O		O	O	O		
		마카다미아너트오일	O	O	O				O	O			
		겨자씨유											
		마룰라오일	O		O				O	O	O		
		모링가오일				O							
		미강유	O		O				O	O			
		카놀라오일	O								O	O	
		레드팜오일	O	O	O	O				O	O		
		유자씨유	O		O	O			O	O	O		
왁스에스테르		호호바오일											

여성호르몬	부종	골다공증	피로	눈병	알레르기	냉증	스트레스	건조	주름	기미	칙칙함	여드름	다크서클	번들거림	모공	탈모	모발손상	아토피	습진
				O				O	O	O				O					
	O		O					O											
				O				O	O										
				O				O		O	O								
		O	O		O			O	O										
								O	O					O					
					O									O					
		O			O			O	O					O					
								O		O	O	O							
			O					O											
				O															
								O											
O		O						O											
								O											
								O	O			O						O	O
								O											
								O	O			O		O					
		O	O	O	O			O	O	O	O								
								O	O										
		O		O				O	O	O	O								
				O				O	O										
				O	O			O	O	O	O								
								O									O		
					O			O	O										
					O			O	O										
								O									O		
				O	O			O			O	O	O		O				
		O		O				O							O				
O			O		O	O		O										O	O
		O						O											
								O	O					O					
				O				O	O	O	O								
				O				O	O	O	O	O	O	O	O	O	O	O	O

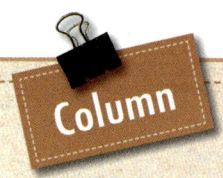

미용오일 가이드로 첫발을 딛다

　나의 엄마는 큰 화장품 회사에서 매니저로 근무하면서 오랫동안 오일 미용법을 연구했다. 미국인 의학박사와의 만남을 계기로 호호바 미용오일 회사를 설립했고, 69세인 지금도 경영자로 일하고 있다. 나는 사춘기 시절에 여드름으로 고민했는데, 엄마가 말하는 오일 미용법이 효과적이라는 걸 알면서도 좀처럼 오일을 받아들이지 못했다.

　그러나 30세에 출산한 후에는 지금껏 느껴보지 못했던 감각을 알게 되었고, 그 후로 내 몸이 달라지는 게 느껴졌다. '이게 나이 드는 것이구나' 싶었고, 남은 인생을 잘살기 위해서는 내 몸에 무언가를 채워넣어야겠다는 생각이 들었다. 하지만 약 같은 화학제품은 몸에 좋지 않을 것 같았다. 어떻게 해야 하나 하고 고민하는데 문득 엄마가 생각나면서 '오일이 필요할지도 모른다'는 생각이 들었다. 그 길로 바로 미국으로 건너가 엄마를 지도했던 의학박사에게 오일학을 배웠다. 직감으로 얻은 답에 이론적인 근거를 세우면서 오일의 중요성을 알게 되었고 그 매력에 푹 빠지고 말았다.

　공부하는 내내 오일 테라피스트로서 지금까지 배운 것들을 여러 사람들에게 알려줘야겠다고 결심했다. 미용오일 가이드로 활동하게 된 것도 그때부터였다.

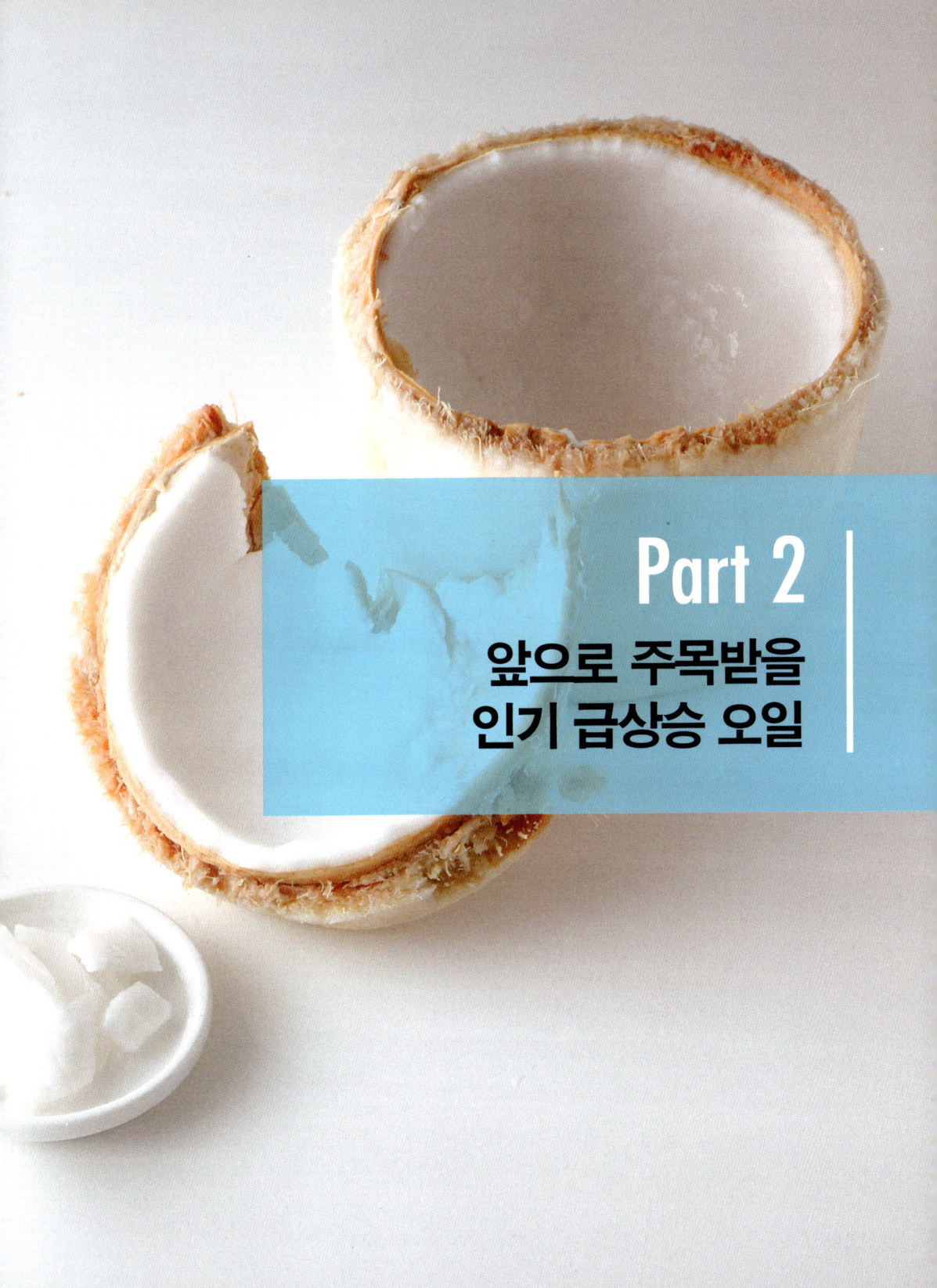

Part 2
앞으로 주목받을 인기 급상승 오일

건강오일·미용오일 | 중쇄지방산

맛도 좋고 대사 효율도 뛰어난
코코넛오일
Coconut Oil

체중 감소, 알츠하이머병의 예방과 개선에 효과적

　코코넛오일은 오일 미용 열풍에 불을 지핀 주인공이다. 체중 감소나 알츠하이머병 예방에 효과가 있다는 사실이 알려지며 할리우드 셀러브리티들도 애용하는 등 폭넓은 세대에서 지지를 받고 있다. 다른 오일과 비교했을 때 그 인기는 압도적이다. 그 이유는 코코넛오일은 식물성 오일 중에서도 몇 안 되는 포화지방산이기 때문이다.

　코코넛은 단단한 씨앗이 있는 핵과(核果)로, 양분을 저장한 부분인 배젖에서 착유한 오일에는 동물성 유지로 대표되는 포화지방산이 50% 이상 함유되어 있다. 더군다나 중쇄지방산(MCT, 라우르산, 카르포익산, 카프르산)이라 지방으로 축적되지 않고 효율적으로 대사되기 때문에 다이어트에 가장 적합하다.

　라우르산(로르산)은 모유에도 포함된 성분으

로 면역력을 높이는 효과가 있고, 간에서 분해되어 케톤체라는 물질이 된다. 케톤체는 직접적으로 신경세포에 도달해 에너지 물질로 변환된다. 뇌 신경세포가 변화되어 기존 에너지원이었던 포도당이 사용되지 않으면 케톤체를 쓰게 된다. 이 메커니즘이 알츠하이머성 치매를 예방하고 개선하는 데 효과가 있다고 알려져 있다.

포만감을 주는 포화지방산, 인기 비결은 은은한 단맛

코코넛오일은 포화지방산만으로 되어 있어 먹으면 포만감을 주고, 은은한 단맛이 아주 매력적이다. 그래서 건강 효과뿐만 아니라 맛 자체로도 인기가 있다.

마사지 크림으로도 쓰지만 라우르산은 피부로 직접 흡수되면 다소 자극적이기 때문에 민감하거나 건조한 피부에는 적합하지 않다. 또 쉽게 산화되기 때문에 피부에 바를 때는 산화안정성이 높은 오일이나 성분과 섞어서 사용해야 한다.

Oil Data
오일 정보

코코넛오일 Coconut Oil

- 원과(추출 부위) : 과육
- 주요 산지 : 필리핀, 태국, 스리랑카, 인도네시아 등
- 과목 : 야자나무
- 다른 이름 : 야자유

 가열 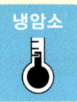 냉암소   임계온도 : 200℃

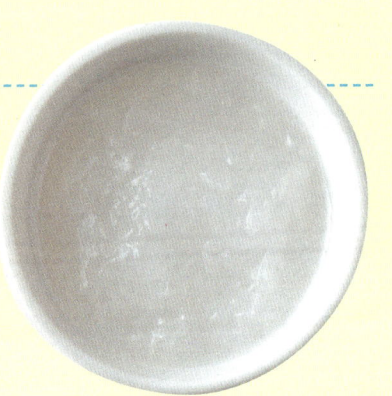

지방산 구성

- 주요 지방산 : 포화지방산

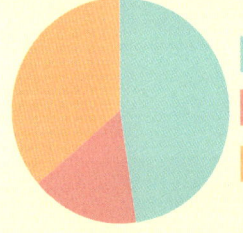

라우르산(로르산) 48%

미리스틴산 16%

기타 36%

지용성 비타민

- 비타민E

피토케미컬

- 갈산

여기에 주목!

효과를 기대한다면
생과육을 저온 압착한
제품을 선택하자!

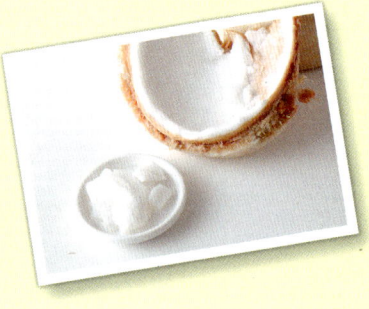

건강오일 | 오메가-3 지방산

생활습관병 예방이 기대되는
들기름
Perilla Oil

알파리놀렌산과 피토케미컬이 풍부, 알레르기 억제 효과가 2배

들기름은 신석기시대의 유적지에서 씨앗이 발견되는 등 옛날부터 식용으로 사용된 몇 안 되는 오일 중 하나다. 가장 큰 특징은 알파리놀렌산이 다량 함유되어 있어 동맥경화, 심근경색, 뇌졸중 같은 생활습관병을 예방하는 데 도움이 된다는 것이다.

알파리놀렌산은 최종적으로 몸속에서 프로스타글란딘이라는 호르몬 물질로 변화한다. 프로스타글란딘은 여러 조직과 기관에 존재하면서 혈압 저하, 근육 수축, 혈관 확장 등 다양한 역할을 한다. 알레르기 반응을 억제하는 효과도 있다. 여성의 체내에서는 생리주기에 따라 프로스타글란딘이 분비된다.

지방산 구성은 다른 오메가-3 지방산과 같지만 들기름이 더욱 특별한 점은 바로 피토케미컬이다. 폴리페놀의 한 종류인 로즈마린산, 루테올린이 풍부하게 들어

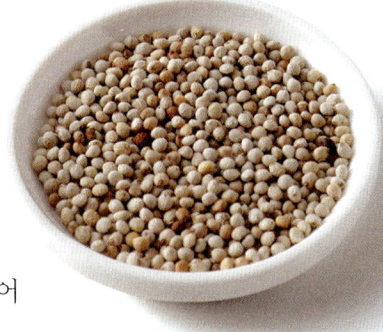

있어 알레르기를 억제하는 효과가 있다. 그러므로 심각한 알레르기 증상이나 꽃가루알레르기로 고민하는 사람들에게 최적의 오일이다.

매일 섭취하면 혈관 질환을 예방

들기름의 특징인 쌉싸래한 맛을 싫어하는 사람도 있겠지만, 들기름의 쌉싸래한 맛은 나물무침이나 낫또(생청국장)처럼 독특하거나 쓴맛이 있는 재료와 잘 어울린다. 생활습관병 예방 효과를 기대한다면 채소주스에 넣어 먹는 등 매일 섭취할 것을 추천한다.

Oil Data
오일 정보

들기름 Perilla Oil

- 원과(추출 부위) : 씨앗
- 주요 산지 : 일본, 중국, 한국 등
- 과목 : 자소(차조기)과 *
- 다른 이름 : 자소유, 차조기유

 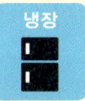

* 우리나라에서는 차조기, 참깨 모두 통화식물목 꿀풀과에 속한다.

지방산 구성

- 주요 지방산 : 오메가-3 지방산

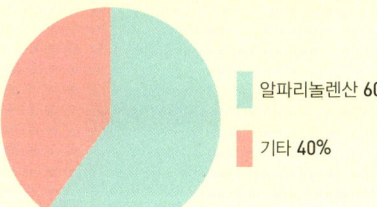

알파리놀렌산 60%
기타 40%

지용성 비타민

- 비타민E

피토케미컬

- 로즈마린산
- 루테올린

여기에 주목!

알파리놀렌산과 피토케미컬로
중증 알레르기를 완화한다!

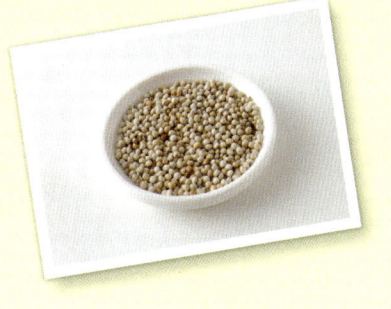

건강오일·미용오일 | 오메가-9 지방산

올레산과 팔미톨레산이 풍부한
마카다미아너트오일
Macadamia Nut Oil

달콤하고 맛있다! 혈관을 건강하게 만드는 효과도 최고

원재료의 풍미가 응축된 은은한 단맛으로 최근 여성들에게 인기를 얻고 있는 마카다미아너트오일은 맛과 향뿐만 아니라 지방산 구성도 아주 매력적이다. 올레산 다음으로 많이 들어 있는 지방산이 오메가-7로 분류되는 팔미톨레산이다.

팔미톨레산은 몸 전체부터 뇌혈관까지 영양을 골고루 퍼뜨리기 때문에 혈관을 튼튼하게 만드는 효과가 있다. 나이가 들면 뇌혈관이 가늘고 약해지는데 팔미톨레산을 섭취하면 뇌혈관이 건강해져 뇌졸중이나 고혈압 예방에 도움이 된다.

당뇨병 예방과 피부 노화 방지에 효과적

팔미톨레산은 인슐린 분비를 촉진하는 작용도 해 췌장 질환 때문에 인슐린 분비가 떨어져서 생기는 당뇨병 예방에 효과적이다. 마카다미아너트오일은 단맛이 나지만 당질은 없어서 당뇨병 위험이 있는 사람들도 안심하고 먹을 수 있다. 마카다미아너트는 칼륨이 풍부하기 때문에 체내 나트륨을 조절해 나머지 물질을 배출시킨다. 또 다량 함유된 셀레늄이 활성산소를 제거해 암 예방 효과도 있다.

30세 이후에는 피지의 분비량이 줄어들어 피부 노화가 오기 쉬운데 팔미톨레산을 꾸준히 섭취하면 주름, 피부 탄력 저하 등 피부 노화 방지에 도움이 된다. 그러나 남성은 피지 분비량이 많은 데다 40대부터 더욱 증가해 노네랄이라는 노인 체취의 원인이 되기도 하니 미용오일로 사용할 때는 피지와 호르몬 분비량, 피부 상태에 맞춰 사용 여부를 판단해야 한다.

Oil Data
오일 정보

마카다미아너트오일 Macadamia Nut Oil

- 원과(추출 부위) : 씨앗
- 주요 산지 : 케냐, 호주 등
- 과목 : 프로테아과
- 다른 이름 : 마카다미아너트유

지방산 구성

- 주요 지방산 : 오메가-9 지방산

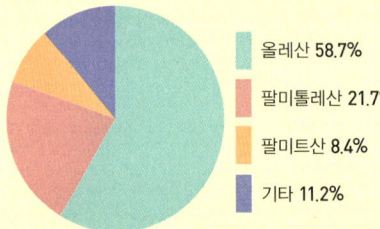

올레산 58.7%
팔미톨레산 21.7%
팔미트산 8.4%
기타 11.2%

지용성 비타민

- 비타민E

피토케미컬

- 안토시아니딘
- 프로안토시아니딘
- 레스베라트롤

여기에 주목!

당질 없이 단맛을 느낄 수 있어
디저트 오일로 최적이다!

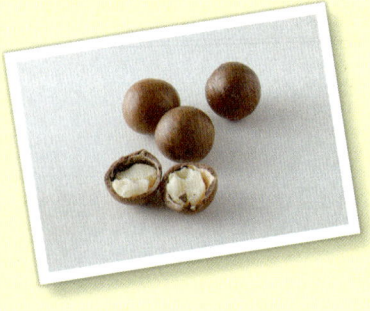

건강오일 | 오메가-3 지방산

매일 쓰고 싶은
사차인치오일
Sachainchi Oil

가열할 수 있어 편리

우리나라에서는 보통 '스타씨유'라고 부르는 경우가 많다. 사차인치오일은 남미 페루가 원산지인 사차인치라는 덩굴식물의 씨앗에서 착유한 것이다. 10년쯤 전에 저온 압착법으로 추출하면서 식용 오일로 탄생했다.

사차인치오일은 열에 약하고 쉽게 산화되는 오메가-3 계열이지만 비타민E가 매우 풍부하게 들어 있어 가열해 쓸 수 있다는 점이 가장 큰 장점이다. 또 인간이 체내에서 생성할 수 없는 필수지방산인 알파리놀렌산을 50%나 함유하고 있다. 알파리놀렌산은 척추동물의 간과 콩팥, 원생동물, 효모, 균류, 식물의 씨앗과 잎에서 발견되는 세포 내 소기관의 하나인 퍼옥시좀(peroxisome)에 작용해 지방 연소를 촉진한다.

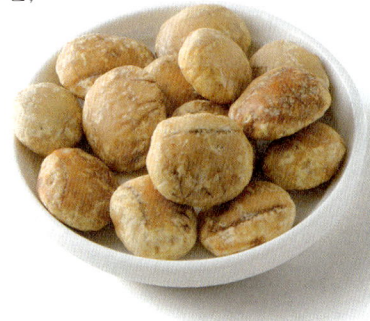

세포부터 젊게 만드는 높은 항산화 작용

지방산 구성뿐만 아니라 지용성 비타민에도 주목해야 한다. 비타민E의 감마토코페롤과 토코트리에놀이 다량 함유되어 있기 때문이다. 감마토코페롤은 항산화 작용이 매우 뛰어나며, 산화안정성을 높여준다. 이뇨 작용을 촉진해 부기 예방에도 효과적이며, 체내 활성산소를 제거하고 혈액순환을 도와 신진대사를 촉진한다. 사차인치오일이 세포부터 젊게 만들어주는 오일로 주목받고 있는 이유다.

오메가-3 지방산은 관리나 섭취 방법에 세심한 주의를 기울여야 하므로 사차인치오일은 그늘지고 서늘한 곳에 보관해야 한다.

Oil Data
오일 정보

사차인치오일 Sachainchi Oil

- 원과(추출 부위) : 씨앗
- 주요 산지 : 페루
- 과목 : 대극과(Euphorbiaceae)
- 다른 이름 : 스타씨유

 가열
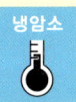 냉암소

임계온도 : 130℃

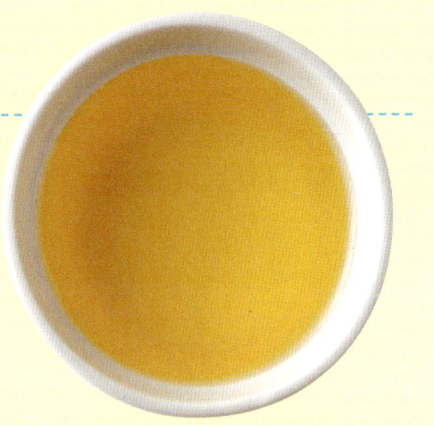

지방산 구성

- 주요 지방산 : 오메가-3 지방산

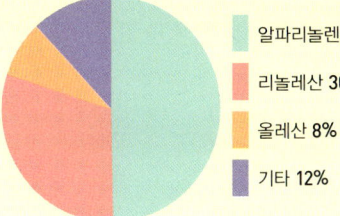

- 알파리놀렌산 50%
- 리놀레산 30%
- 올레산 8%
- 기타 12%

지용성 비타민

- 비타민E(감마토코페롤, 토코트리에놀)

피토케미컬

- 케르세틴(퀘세틴)
- 베타카로틴

여기에 주목!

지방의 연소를 촉진하고, 항산화력이 뛰어나 세포부터 젊고 아름답게 만들어준다!

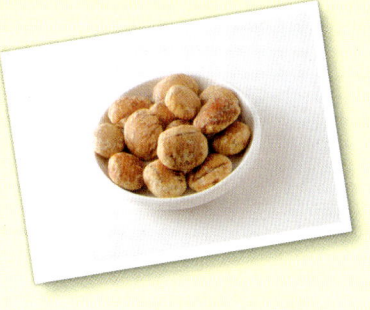

건강오일 | 오메가-3 지방산

여성에게 좋은 성분이 가득한
아마씨유
Flax Seed Oil

알파리놀렌산이 혈관을 깨끗하게! 생활습관병도 예방

아마씨유는 들기름과 함께 인기가 높아지면서 이름을 알리게 되었다. 알파리놀렌산이 다량 함유되어 있어 혈관을 깨끗하게 하고 혈액순환을 도와 심장병, 뇌졸중 등 혈관 질환 예방에 효과적이다. 또 혈중 중성지방도 감소시켜 고혈압이나 고지혈증(지질이상증)과 같은 생활습관병 예방에도 효과가 있다.

혈액순환이 좋아지면 혈중 산소의 흐름이 원활해져 운동 효율이 좋아지기 때문에 피로감을 덜 느끼게 된다. 이 때문에 아마씨를 섭취하는 운동선수가 많다고 한다. 알파리놀렌산이 퍼옥시좀이라는 기관에 작용해 지방 연소를 돕기 때문에 다이어트를 위해 섭취하는 사람들도 많다.

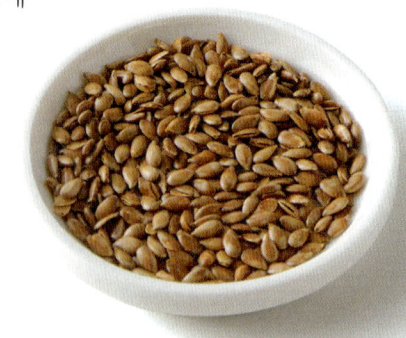

여성호르몬 감소로 인한 갱년기 증상과 PMS를 완화

아마씨유에는 주목해야 할 피토케미컬 성분도 풍부하게 들어 있다. 피토에스트로겐(식물 에스트로겐)인 리그난은 여성호르몬과 비슷한 작용을 하는 피토케미컬로 여성암이나 종양, 전립선비대증을 예방한다. 또 여성호르몬 감소로 인한 갱년기 증상이나 PMS(월경전증후군)와 같은 심신 불안정, 골다공증을 예방하고 증상을 완화하는 데 효과적이다.

유럽과 미국에서는 갱년기 증상의 예방 및 개선을 위해 아마씨유나 아마씨로 만든 건강보조식품을 먹는 것이 이미 대중화되었다. 여성호르몬 감소에 대비하는 영양제처럼 먹으면 좋지만 가열해서는 안 되니 채소주스에 넣어 마실 것을 권한다.

Oil Data
오일 정보

아마씨유 Flax Seed Oil

- 원과(추출 부위) : 씨앗
- 주요 산지 : 캐나다, 러시아, 뉴질랜드 등
- 과목 : 아마과
- 다른 이름 : 아마시드오일

 비가열   냉장

지방산 구성

- 주요 지방산 : 오메가-3 지방산

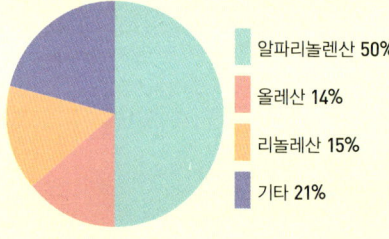

알파리놀렌산 50%
올레산 14%
리놀레산 15%
기타 21%

지용성 비타민

- 비타민A
- 비타민E

피토케미컬

- 피노레시놀
- 라리시레시놀
- 세코이소라리시레시놀
- 베타카로틴

여기에 주목!

여성호르몬이 감소하면서 생기는 다양한 증상을 완화한다!

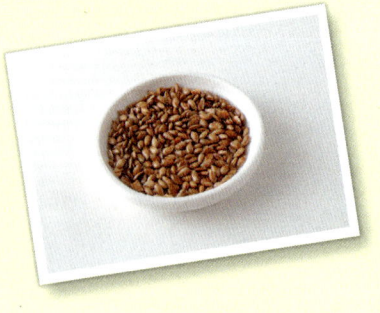

건강오일·미용오일 | 오메가-9 지방산

자율신경의 균형을 조절하는
미강유
Rice Bran Oil

다양한 작용을 하는 고기능성 성분이 풍부

　미강유는 예부터 거의 100% 국산 원료로 만든 몇 안 되는 오일 중 하나다. 라이스오일, 현미유로도 불리는데 기본 원료는 현미를 정제할 때 나오는 쌀겨다.

　1954년 미강유에서 감마오리자놀이라는 피토케미컬이 발견되었다. 폴리페놀의 한 종류로, 자율신경의 균형을 조절하기 때문에 의약품으로도 쓰이고 있다. 갱년기 증상, 불안, 긴장, 우울감을 완화하고 고지혈증 예방에도 효과적이다. 항염증 작용, 항알레르기 작용을 비롯해 피부가 거칠고 건조해지는 것을 막고, 근육의 피로를 방지한다고도 알려져 있어 화장품이나 건강보조식품에도 감마오리자놀이 사용되고 있다.

　미강유에는 '슈퍼 비타민E'라 불리는 토코트리에놀도 다량 함유되어 있어 항산화력이 높다. 식물에서 자연적으로 얻어진 피토케미컬인 피토스테롤도 풍부해 음식에 있는 콜레스테롤이 흡수되는 것을 억제하고 불필요한 콜레스테롤을 배출하는 작용을 한다.

특별한 맛과 향이 없어 실용성이 높은 오일

튀김을 먹을 때 맛을 떨어뜨리는 '눅눅하고 기름지게' 만드는 물질이 적고, 고온에서도 타는 냄새가 덜 나는 등 실용성이 높은 오일이다. 맛도 향도 없기 때문에 샐러드 오일처럼 정제된 식물성 오일을 쓰는 사람들이 거부감 없이 대체할 수 있는 오일이다. 미용에 좋은 성분도 풍부해서 미용오일로도 쓸 수 있으나 산화될 위험이 있어 산화안정성이 높은 오일과 섞어 쓰면 좋다.

Oil Data
오일 정보

미강유 Rice Bran Oil

- 원과(추출 부위) : 쌀겨
- 주요 산지 : 일본, 중국, 한국 등
- 과목 : 벼과
- 다른 이름 : 쌀겨기름

가열

냉암소

지방산 구성

- 주요 지방산 : 오메가-9 지방산

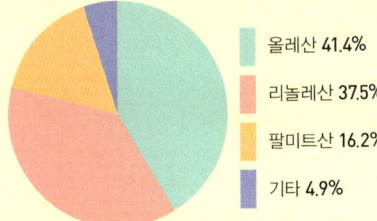

올레산 41.4%
리놀레산 37.5%
팔미트산 16.2%
기타 4.9%

지용성 비타민

- 비타민E(토코트리에놀)

피토케미컬

- 감마오리자놀

여기에 주목!

각종 불편한 증상을 완화하고
근육의 피로까지 풀어준다!

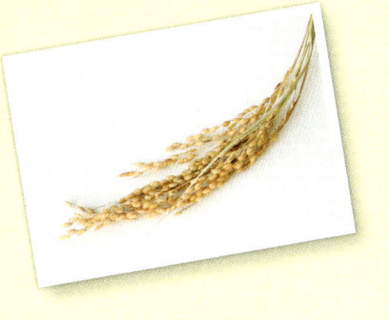

앞으로 주목받을 인기 급상승 오일

건강오일 | 오메가-6 지방산

피부 속부터 하얘지는
월넛오일
Walnuts Oil

풍부한 비타민과 피토케미컬, 알파리놀렌산의 엄청난 상승 작용

견과류는 비타민, 미네랄, 식이섬유, 올레산 등이 풍부하게 들어 있어 현대인에게 부족한 영양분을 보충해줄 수 있는 식품으로 주목받고 있지만 칼로리가 높고 특유의 떫은맛 때문에 좋아하지 않는 사람들이 많다. 그런 사람들에게는 월넛오일을 추천한다.

오메가-6의 리놀레산이 57%, 오메가-3의 알파리놀렌산이 13% 함유되어 있다. 오메가-3 지방산을 섭취할 수 있어 좋지만 오메가-6 지방산도 풍부해 생활습관병에 걸릴 위험이 높은 사람은 섭취량에 신경 쓰는 것이 좋다.

특히 주목해야 할 것은 피토케미컬이다. 폴리페놀 성분 중에서 플라보노이드 계열에 속하는 미리세틴은 항암, 당뇨병 예방, 항알레르기에 효과가 있다. 또 호두에 풍부한 폴리페놀은 간 기능을 촉진시키고 동맥경화와 당뇨병 예방 그리고 미백 효과도 있다.

미네랄까지 풍부한 오일, 샐러드 드레싱이나 디저트 오일로 적합

월넛오일에는 아연, 칼륨 같은 미네랄 성분도 풍부하게 들어 있으며, 칼륨과 마그네슘은 체내에 축적된 노폐물을 배출시킨다. 알파리놀렌산과의 상승 작용으로 부기 해소에도 도움이 된다. 지용성 비타민으로서는 항산화력이 높은 비타민E의 알파토코페롤이 다량 함유되어 있어 140℃까지는 짧은 시간 가열해도 무방하다.

호두 자체의 맛과 향이 듬뿍 담긴 월넛오일은 샐러드 드레싱이나 디저트 오일로 수프에 뿌려 먹어도 맛있다.

Oil Data
오일 정보

월넛오일 Walnuts Oil

- 원과(추출 부위) : 배젖
- 주요 산지 : 프랑스, 영국 등
- 과목 : 가래나무과
- 다른 이름 : 호두기름

 가열
 냉장

임계온도 : 140℃

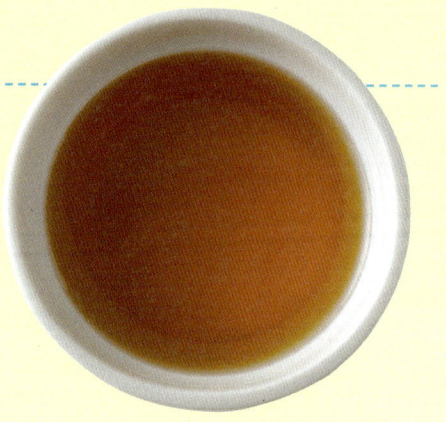

지방산 구성

- 주요 지방산 : 오메가-6 지방산

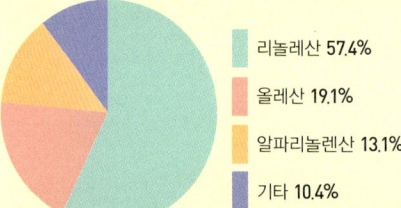

- 리놀레산 57.4%
- 올레산 19.1%
- 알파리놀렌산 13.1%
- 기타 10.4%

지용성 비타민

- 비타민E(알파토코페롤)

피토케미컬

- 미리세틴
- 페던쿨라긴
- 텔리마그란딘
- 엘라그산

여기에 주목!

당질 없이 단맛이 나는 오일로, 당분 섭취를 제한해야 하는 사람에게 추천한다!

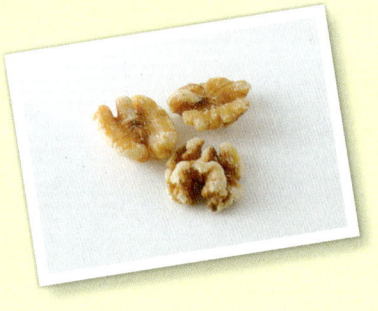

건강오일·미용오일 | 오메가-9 지방산

'숲속 버터'의 영양이 고스란히 들어 있는
아보카도오일
Avocado Oil

풍부한 미네랄과 피토케미컬을 효율적으로 섭취

　'숲속의 버터'라 불리는 아보카도는 비타민B군과 비타민E군, 지방질, 단백질, 식이섬유가 풍부한 과일이다. 아보카도의 과육을 짜서 만든 아보카도오일도 당연히 풍부한 영양소가 골고루 들어 있다. 올레산을 섭취하고 싶은데 올리브오일의 쓴맛이 싫은 사람들에게 특히 추천한다.

　피토스테롤 중에서도 일본 후생노동성에서 기능성 식품에 사용할 수 있다고 인증한 성분인 베타시토스테롤이 다량 함유되어 있어 지방 흡수를 억제하고 싶은 사람에게 적합하다.

　피토케미컬로는 항암과 야맹증·반변성증 예방에 효과적인 루테인과, 황반변성증·백내장·녹내장 예방 효과가 있는 베타카로틴이 많이 들어 있다. 가족력 등으로 눈 관련 질환이 걱정되는 사람은 젊을 때부터 아보카도오일을 섭취하는 것이 좋다.

맛이 튀지 않아 다양한 요리에 활용

색깔은 짙은 녹색이지만 맛은 독특하거나 튀지 않고 순해서 어떤 요리에도 잘 어울린다. 아보카도오일로 고기를 재워 구우면 풍미가 살아나고 육질도 부드러워진다. 맛이 풍성해져 포만감이 높아지는 것도 매력이다. 스무디에 넣으면 한 잔으로 충분히 배가 부를 정도다.

정제된 아보카도오일은 미용오일로 쓰기도 한다. 보습, 기미, 칙칙한 피부 등에 효과가 있지만 질감이 다소 무겁고 점도가 높은 편이라 잘 발리지 않는다. 산화 방지를 위해 산화안정성이 높은 오일과 섞으면 훨씬 쓰기 편하다.

Oil Data
오일 정보

아보카도오일 Avocado Oil

- 원과(추출 부위) : 열매
- 주요 산지 : 뉴질랜드, 미국, 멕시코 등
- 과목 : 녹나무과
- 다른 이름 : 아보카도유

 가열
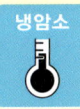 냉암소

임계온도 : 250℃

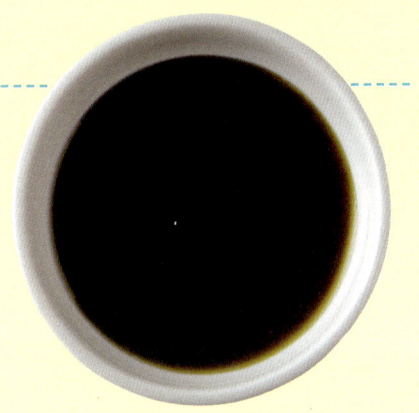

지방산 구성

- 주요 지방산 : 오메가-9 지방산

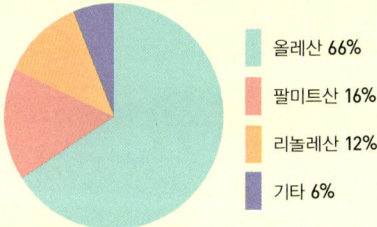

올레산 66%
팔미트산 16%
리놀레산 12%
기타 6%

지용성 비타민

- 비타민A
- 비타민E

피토케미컬

- 베타카로틴
- 루테인

여기에 주목!

눈 관련 질환을 예방하고,
항산화 작용이 뛰어나
미용 효과까지 기대할 수 있다!

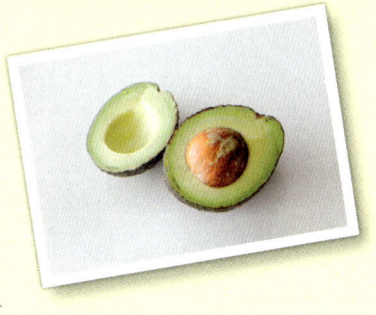

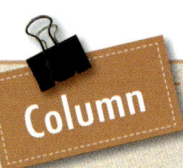

오일 여행에서 만난 '오가닉한 사람들'

직업상 미국의 애리조나주, 스페인 등 오일의 원료가 되는 식물이 자라는 곳을 방문하는 '오일 여행'을 한 적이 있다. 가는 곳마다 끝없이 펼쳐진 광활한 땅에서 푸르디푸른 나무가 자라고 있었다. 이렇게 기르기 위해 얼마나 많은 햇빛과 비, 바람 등 자연의 은혜와 길러낸 사람들의 수고가 있었을까 하는 생각이 들며 경외심마저 느꼈다.

식물성 오일은 식물이 가진 생명력의 집합체일 뿐만 아니라 농부의 애정과 노력이 담긴 산물이기도 하다. 농부들이 열매를 만지는 손길이나 바라보는 눈길은 사랑하는 자식을 대하는 것과 같았고, 천재지변이나 궂은 날씨와 같은 많은 고난을 이겨내며 1년을 버텨 수확해준 노고는 인내심과 정성의 결정체와 같았다. 깊이 감사드린다.

작물과 함께 살아가는 농부들은 매우 유기적이다. '사람이 오가닉'한 것이다. 식물에 대한 지식이 풍부한 연구자이기도 한 유기적인 사람들과 연결고리가 있어 행복하면서도 그들의 위대함 앞에 내가 작아짐을 느꼈다. 그들의 진심이 담겨 있고 정성을 쏟아 만들어낸 결정체를 소비자 여러분에게 조금이라도 더 올바르게 전달해야겠다는 생각을 다시 한 번 한다.

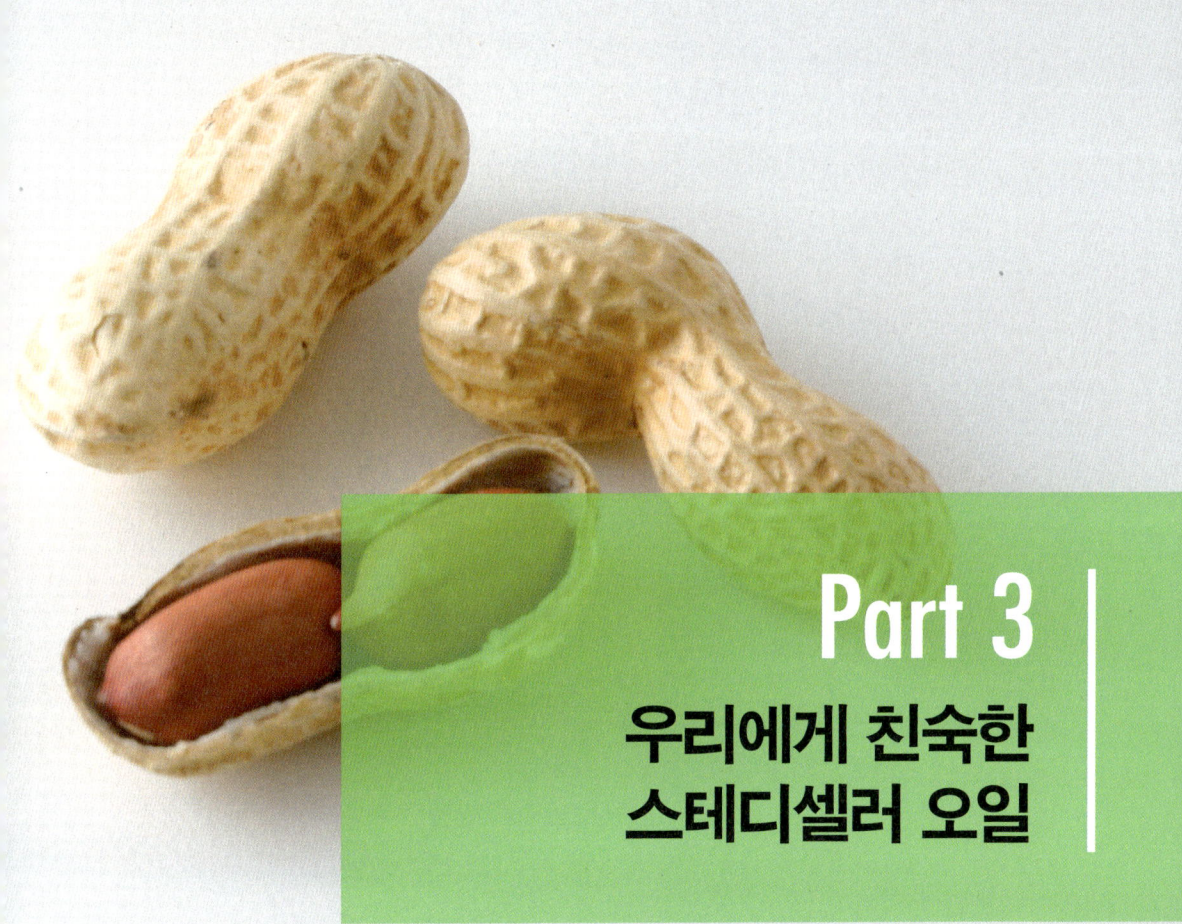

Part 3

우리에게 친숙한 스테디셀러 오일

먹으면 세포까지 튼튼해지는

건강오일
Wellness Oil

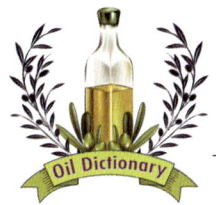

아름다움과 건강을 위해 오랫동안 곁에 두고 싶은 오일.
먹으면 세포까지 튼튼해지는
오일의 특성과 효능을 알아보고 내 몸에 꼭 맞는 오일을 골라보자.
내 몸에 꼭 맞는 오일을 골랐다면
하루 적정량을 올바른 방법으로 섭취하자.

건강오일 | 오메가-3 지방산

오메가-3를 풍족히 섭취할 수 있는
치아시드오일
Chia Seed Oil

풍부한 피토케미컬로 건강을 증진

　현대인에게 부족하기 쉬운 영양소가 듬뿍 담긴 슈퍼푸드인 치아시드를 짠 오일이다. 필수지방산인 알파리놀렌산이 60% 이상 들어 있고, 퍼옥시좀이라는 기관에 작용해 지방 연소를 돕는다. 항암, 항알레르기, 생활습관병 예방에 효과적인 미리세틴과 케르세틴(퀘세틴)은 물론 항알레르기와 고혈압을 억제하는 로즈마린산 등 피토케미컬이 다량 함유되어 있다.

Oil Data
오일 정보

치아시드오일 Chia Seed Oil

- 원과(추출 부위) : 씨앗
- 주요 산지 : 멕시코 등
- 과목 : 차조기과
- 다른 이름 : 치아씨유

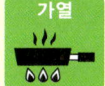 가열   냉장

지방산 구성

- 주요 지방산 : 오메가-3 지방산

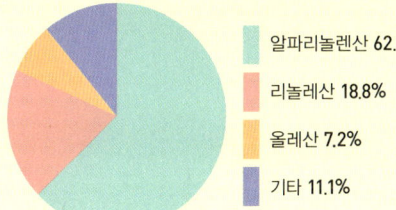

- 알파리놀렌산 62.9%
- 리놀레산 18.8%
- 올레산 7.2%
- 기타 11.1%

지용성 비타민

- 비타민E

피토케미컬

- 케르세틴(퀘세틴)
- 미리세틴
- 로즈마린산
- 카페인산
- 갈산

여기에 주목!

지방 연소를 도와
생활습관병을 효과적으로
예방한다!

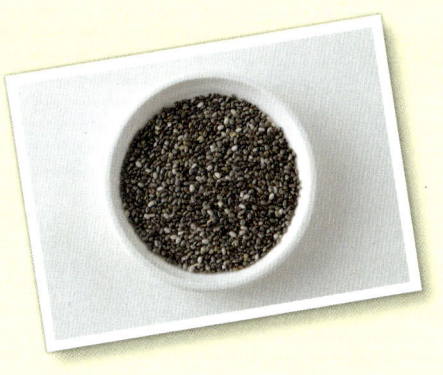

건강오일·미용오일 | 오메가-6 지방산

여성호르몬의 균형을 조절하는
달맞이꽃종자유
Evening Primrose Oil

다량의 감마리놀렌산이 PMS와 갱년기 증상을 개선

달맞이꽃종자유에는 모유에 있는 감마리놀렌산이 다량 함유되어 있어 PMS(월경전증후군)와 갱년기 증상을 완화하는 등 여성호르몬의 균형을 조절해 준다. 또 피토케미컬인 갈산과 펜타갈로일글루코스(PGG)가 혈당치 상승을 억제해 당뇨병을 예방하고 필로리균(위염, 위궤양, 십이지궤양의 원인균)의 증식을 억제한다.

맛도 향도 없어서 스무디나 주스에 넣어 영양제처럼 습관적으로 먹기 좋다.

Oil Data
오일 정보

달맞이꽃종자유 Evening Primrose Oil

- 원과(추출 부위) : 씨앗
- 주요 산지 : 유럽, 미국, 중국 등
- 과목 : 바늘꽃과
- 다른 이름 : 달맞이꽃기름

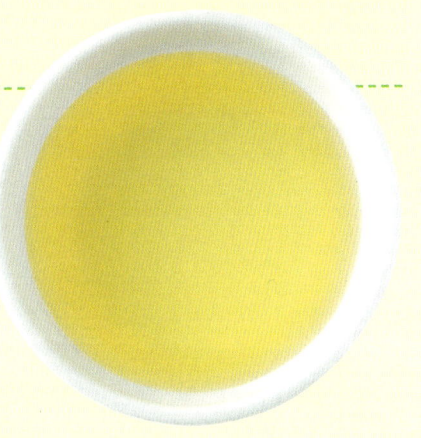

지방산 구성

- 주요 지방산 : 오메가-6 지방산

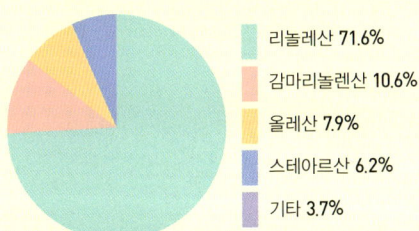

리놀레산 **71.6%**
감마리놀렌산 **10.6%**
올레산 **7.9%**
스테아르산 **6.2%**
기타 **3.7%**

지용성 비타민

- 비타민E

피토케미컬

- 프로안토시아니딘
- 갈산
- 엘라그산
- 펜타갈로일글루코스(PGG)

여기에 주목!

풍부한 피토케미컬이 당뇨병을 예방하고 필로리균의 증식을 억제한다!

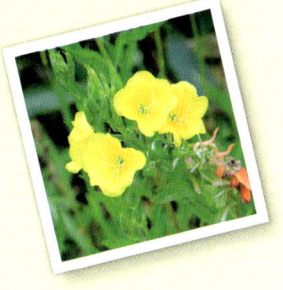

건강오일·미용오일 | 오메가-6 지방산

안티에이징에 효과적인
포도씨유
Grape Seed Oil

화이트와인의 부산물, 혈관 질환 예방 효과도 탁월

포도씨유는 화이트와인을 만드는 포도의 씨앗을 건조시켜 착유한 것이다. 팔미트산이 11% 정도 들어 있고 비타민E도 풍부하다. 또 와인 때문에 친숙한 폴리페놀, 레스베라트롤이 다량 함유되어 있어 항산화력이 매우 뛰어나다. 항암, 항알레르기, 혈관 질환을 예방하는 효과가 있다.

산뜻하고 가벼운 맛에 특별한 향이 없어 다양한 요리에 사용할 수 있다.

Oil Data
오일 정보

포도씨유 Grape Seed Oil

- 원과(추출 부위) : 씨앗
- 주요 산지 : 이탈리아, 프랑스, 칠레, 스페인 등
- 과목 : 포도과
- 다른 이름 : 포도씨오일

 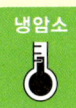

임계온도: 150℃

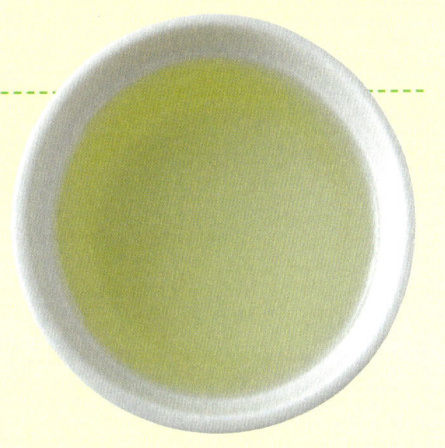

지방산 구성

- 주요 지방산 : 오메가-6 지방산

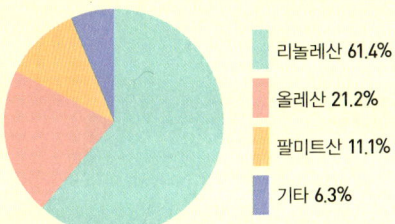

- 리놀레산 61.4%
- 올레산 21.2%
- 팔미트산 11.1%
- 기타 6.3%

지용성 비타민

- 비타민E

피토케미컬

- 안토시아니딘
- 프로안토시아니딘
- 레스베라트롤

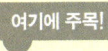
여기에 주목!

최강의 항산화력으로
안티에이징 효과가 뛰어나다!

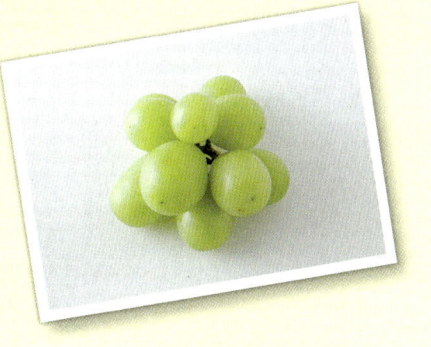

건강오일 | 오메가-6 지방산

다이어트와 안티에이징에 적합한
참기름
Sesami Oil

친숙한 양념 기름, 압도적인 항산화력

참기름은 고대 이집트와 인도의 전통 의학인 아유르베다에서 향신료로 쓰이거나 치료에 쓰였다. 일본에서는 에도시대부터 식용으로 폭넓게 쓰기 시작했다(한국에서는 참기름이 언제부터 쓰였는지는 정확히 알 수 없지만 식용유 하면 참기름을 떠올릴 정도로 오래 전부터 널리 사용했다).

참깨리그난이라는 항산화 성분이 다량 함유되어 있어 동맥경화를 예방하고 숙취 해소에 효과가 좋다. 특히 세사민은 지방 연소를 촉진하는 효소를 활성화시키고 식욕을 억제하며, 에너지 대사를 높이는 작용도 하기 때문에 다이어트와 안티에이징에 적합하다.

Oil Data
오일 정보

참기름 Sesami Oil

- 원과(추출 부위) : 씨앗
- 주요 산지 : 터키, 이집트, 중국, 멕시코, 페루 등
- 과목 : 참깨과

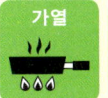 

임계온도: 150℃

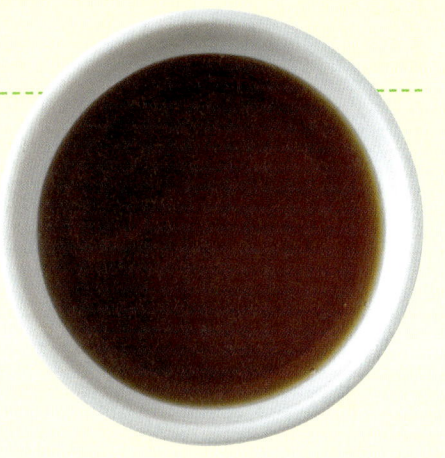

지방산 구성

- 주요 지방산 : 오메가-6 지방산

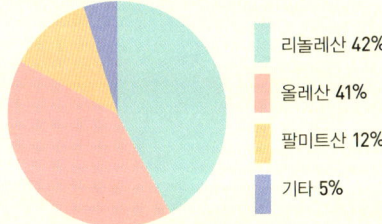

리놀레산 42%
올레산 41%
팔미트산 12%
기타 5%

지용성 비타민

- 비타민E

피토케미컬

- 세사민
- 세사몰린
- 세사미놀
- 세사몰

여기에 주목!

참깨리그난과 세사민의 작용으로 건강하고 젊어진다!

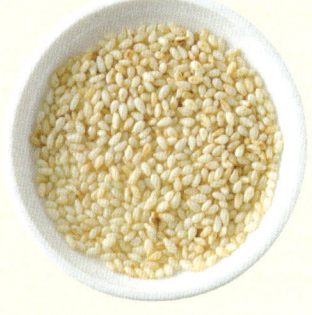

건강오일·미용오일 | 오메가-6 지방산

여성의 든든한 아군인
헴프시드오일
Hemp Seed Oil

오메가-3와 오메가-6의 이상적인 비율, 감마리놀렌산도 다량 함유

　헴프시드오일은 오메가-6와 오메가-3가 3:1의 비율로 들어 있다. 염증 치료 효과가 있어 알레르기 체질을 개선하기에 좋다. 감마리놀렌산이 당뇨병과 혈전을 예방하고 호르몬의 균형을 조절한다. 체내 조직에 영양을 전달하는 공액리놀레산의 작용으로 지방 연소, 근육 강화를 촉진한다. 폴리페놀의 칸비나신A가 풍부하게 들어 있어 활성산소를 제거한다.

Oil Data
오일 정보

헴프시드오일 Hemp Seed Oil

- 원과(추출 부위) : 씨앗
- 주요 산지 : 캐나다, 중국, 호주 등
- 과목 : 뽕나무과
- 다른 이름 : 삼씨기름

 비가열 냉장

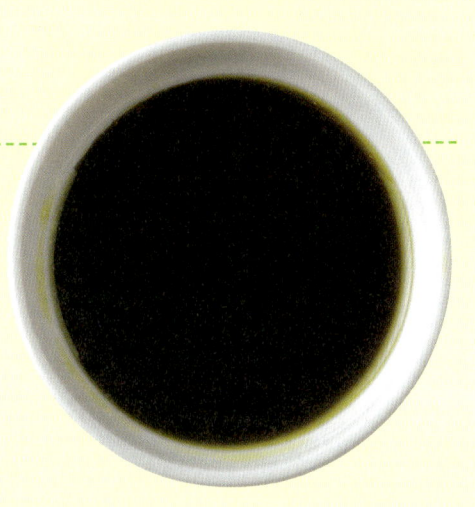

지방산 구성

- 주요 지방산 : 오메가-6 지방산

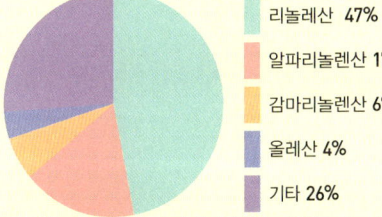

- 리놀레산 47%
- 알파리놀렌산 17%
- 감마리놀렌산 6%
- 올레산 4%
- 기타 26%

지용성 비타민

- 비타민E

피토케미컬

- 칸비나신A

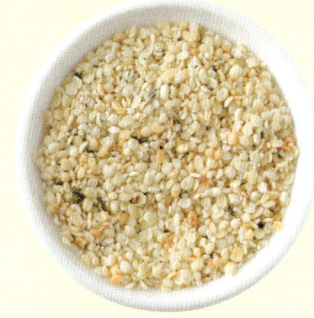

여기에 주목!

호르몬의 균형을 조절하고, 염증도 치료한다!

건강오일·미용오일 | 오메가-6 지방산

중장년층 여성에게 추천하는
보라지오일
Borage Oil

감마리놀렌산이 호르몬의 균형을 조절

유럽에서는 PMS와 갱년기 증상을 완화하는 건강보조식품으로 보라지오일을 흔히 사용한다. 모유에 함유된 감마리놀렌산이 많이 들어 있어 여성들에게 매우 효과적이다. 무너진 호르몬의 균형을 되찾고, 우울증을 개선하는 효과도 있다. 쉽게 산화되는 다가불포화지방이기 때문에 가열하지 말고 음식에 뿌려 먹는 것을 추천한다.

Oil Data
오일 정보

보라지오일 Borage Oil

- 원과(추출 부위) : 씨앗
- 주요 산지 : 중동, 지중해 연안 등
- 과목 : 지치과
- 다른 이름 : 보라지시드오일

지방산 구성

- 주요 지방산 : 오메가-6 지방산

리놀레산 45%
알파리놀렌산 25%
올레산 20%
기타 10%

지용성 비타민

- 비타민E

여기에 주목!

PMS·갱년기 증상 완화, 우울증 개선에 좋다!

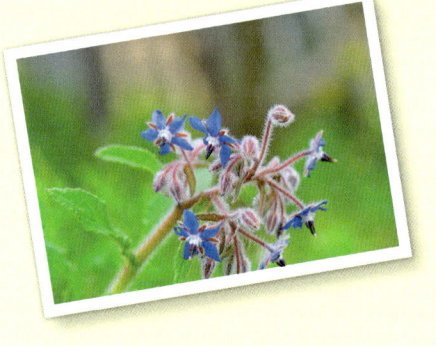

건강오일·미용오일 | 오메가-7 지방산

기적의 성분 오메가-7이 가득한
시벅턴오일
Sea Buckthorn Oil

200가지 이상의 활성 성분과 팔미톨레산 다량 함유

　기적의 과일이라 불리는 시벅턴(산자나무, 비타민나무)은 영하 40℃의 혹독한 환경에서도 얼지 않는다. 풍부한 팔미톨레산, 각종 비타민과 미네랄, 피토스테롤, 피토케미컬 등 200가지 이상의 활성 성분이 들어 있기 때문이다. 팔미톨레산은 혈관을 튼튼하게 해 뇌졸중, 고혈압 등 혈관 질환의 예방 및 완화에 도움을 준다. 시벅턴은 의약품 성분으로 쓰이기도 한다.

Oil Data
오일 정보

시벅턴오일 Sea Buckthorn Oil

- 원과(추출 부위) : 열매, 씨앗
- 주요 산지 : 몽골, 중국, 파키스탄, 영국 등
- 과목 : 보리수나무과
- 다른 이름 : 산자나무열매씨유, 비타민나무기름

냉장 온도 : 15℃ 이하에서 보관

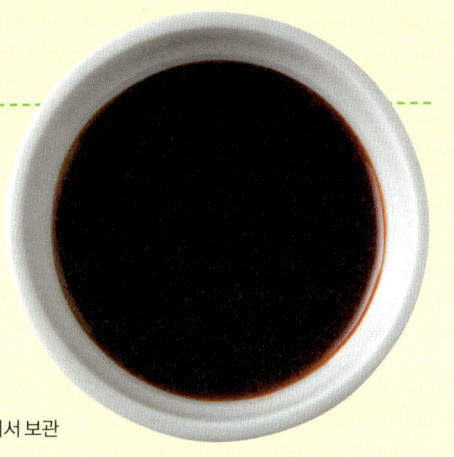

지방산 구성

- 주요 지방산 : 오메가-7 지방산

  팔미톨레산 37%
  팔미트산 31%
  올레산 10%
  기타 22%

지용성 비타민

- 비타민A
- 비타민E

피토케미컬

- 케르세틴(퀘세틴)

여기에 주목!

뇌졸증, 고혈압 등 혈관 질환의 예방 및 완화에 좋다!

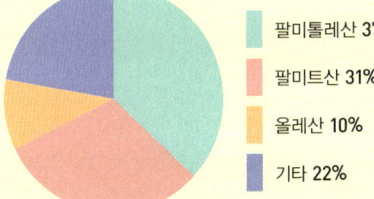

건강오일·미용오일 | 오메가-9 지방산

비타민E가 풍부한
아몬드오일
Almond Oil

피토케미컬의 다량 함유로 체질까지 개선

아몬드오일은 식품 중에서도 비타민E가 가장 많이 함유된 아몬드의 배젖을 착유해서 만든 오일이다. 항산화력이 특히 뛰어나며 폴리페놀, 카로티노이드와 같은 피토케미컬도 들어 있다. 눈병이나 생활습관병, 골다공증을 예방하고 꽃가루알레르기, 아토피성 피부염 등 체질 개선에 효과적이다.

무난한 맛에 가열도 할 수 있어 다양한 요리와 잘 어울린다.

Oil Data
오일 정보

아몬드오일 Almond Oil

- 원과(추출 부위) : 배젖
- 주요 산지 : 미국 등
- 과목 : 장미과
- 다른 이름 : 편도유(扁桃油)

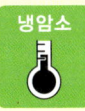

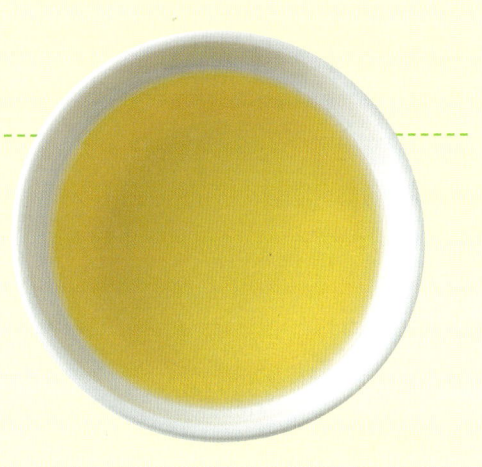

지방산 구성

- 주요 지방산 : 오메가-9 지방산

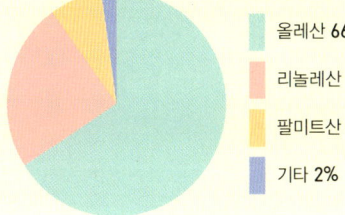

- 올레산 66%
- 리놀레산 24%
- 팔미트산 8%
- 기타 2%

지용성 비타민

- 비타민A
- 비타민E

피토케미컬

- 케르세틴(퀘세틴)
- 레스베라트롤
- 제아잔틴
- 루테올린
- 베타카로틴

여기에 주목!

매일 음식에 넣어 먹으면 쉽게 안티에이징할 수 있다!

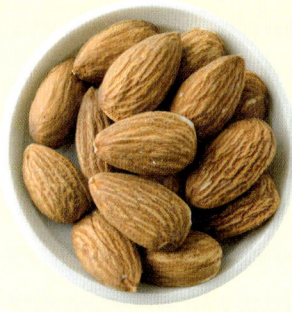

건강오일·미용오일 | 오메가-9 지방산

몸속부터 아름다워지는
올리브오일
Olive Oil

항산화 작용과 혈액 정화 작용, 장 속 환경정리까지 하는 대표적인 건강오일

올레산이 풍부하게 들어 있는 올리브오일은 장의 연동운동을 촉진해 변비 해소에 도움을 준다. 스쿠알렌이 함유된 흔치 않은 오일로, 활성산소를 억제하고 혈액을 맑게 하는 대표적인 건강오일이다. 생산지, 품종, 수확부터 착유까지 걸리는 시간에 따라 맛과 향이 달라지기 때문에 와인처럼 자신의 취향에 맞는 것을 찾아 먹는 즐거움이 있다.

Oil Data
오일 정보

올리브오일 Olive Oil

- 원과(추출 부위) : 열매
- 주요 산지 : 스페인, 이탈리아, 그리스 등
- 과목 : 물푸레나무과
- 다른 이름 : 올리브유

 가열 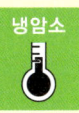 냉암소

임계온도 : 210℃

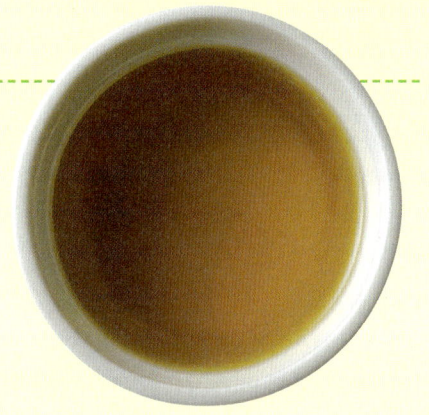

지방산 구성

- 주요 지방산 : 오메가-9 지방산

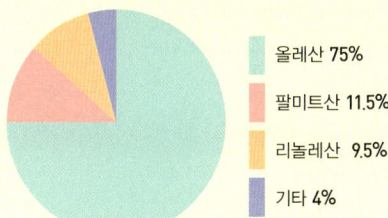
- 올레산 75%
- 팔미트산 11.5%
- 리놀레산 9.5%
- 기타 4%

지용성 비타민

- 비타민E(알파토코페롤)

피토케미컬

- 타닌
- 올러유러핀
- 베타카로틴
- 루테올린
- 스쿠알렌

여기에 주목!

종류도 상품도 다양해
상황에 따라 입맛에 따라
기호품으로 즐길 수 있다!

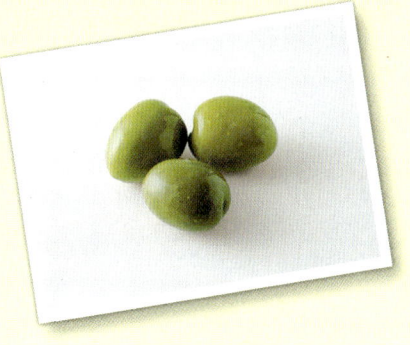

건강오일·미용오일 | 오메가-9 지방산

올레산이 가득 들어 있는
동백유
Camellia Oil

생활습관병 예방부터 피부 보습 효과까지 만능인 오일

　예부터 머릿기름으로 썼던 동백유는 올레산 함유량이 유독 많고, 쉽게 산화되는 리놀레산이 매우 적어 다양하게 쓰였다. 콜레스테롤 감소 등 생활습관병 예방 효과가 뛰어나고, 올레산이 풍부해 피부에 바르면 보습 효과가 뛰어나고 피부에 잘 스며든다. 산화안정성이 높은 성분이나 오일과 섞어 쓰기를 추천한다.

Oil Data
오일 정보

동백유 Camellia Oil

- 원과(추출 부위) : 씨앗
- 주요 산지 : 일본 등
- 과목 : 동백나무과
- 다른 이름 : 동백기름, 카멜리아오일

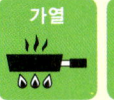 가열  냉암소

지방산 구성

- 주요 지방산 : 오메가-9 지방산

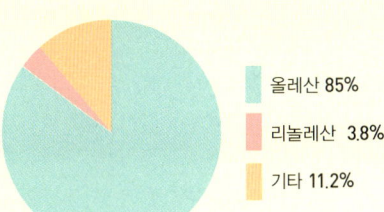

올레산 85%
리놀레산 3.8%
기타 11.2%

지용성 비타민

- 비타민E

여기에 주목!

보습 효과가 뛰어나
동백꽃처럼 피부가 피어난다!

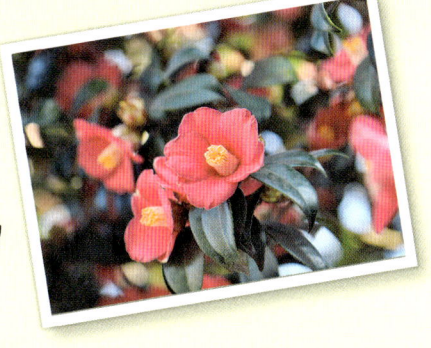

건강오일·미용오일 | 오메가-9 지방산

품종 개량으로 더 건강해지는
사플라워오일
Safflower Oil

올레산이 듬뿍 들어 있는 하이올레 오일

　사플라워오일(홍화씨유)의 역사는 짧은 편이다. 1950년대 샐러드 오일로 판매되기 시작했고, 요즘은 리놀레산이 70% 함유된 것을 품종 개량해 올레산이 다량 함유된 하이올레 유형이 주를 이룬다.
　위산 분비를 억제해 위궤양과 십이지장궤양을 예방하는 효과가 있으며, 가슴이나 속 쓰림이 심한 사람에게 추천한다. 비타민E가 풍부해서 생활습관병 예방에도 효과적이다.

Oil Data
오일 정보

사플라워오일 Safflower Oil

- 원과(추출 부위) : 씨앗
- 주요 산지 : 동남아 각지
- 과목 : 국화과
- 다른 이름 : 홍화씨기름, 홍화씨유

가열 / 냉암소

임계온도 : 150℃

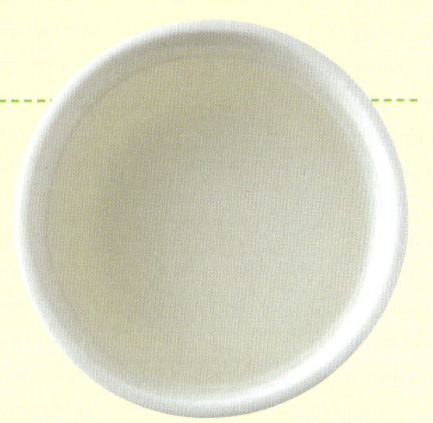

지방산 구성(하이올레 유형의 경우)

- 주요 지방산 : 오메가-9 지방산

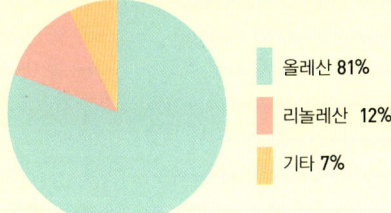

올레산 81%
리놀레산 12%
기타 7%

지용성 비타민

- 비타민E

피토케미컬

- N-p-큐마로일 세로토닌과 N-페룰로일 세로토닌(세로토닌 유도체)
- 베타카로틴

여기에 주목!

가슴이나 속이
자주 쓰린 사람에게 추천한다!

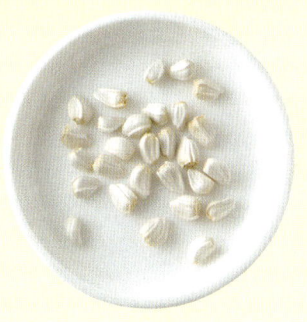

건강오일·미용오일 | 오메가-9 지방산

안티에이징 효과가 있는
해바라기씨유
Sunflower Oil

하이올레 유형으로 올레산을 듬뿍 섭취

해바라기씨유는 대부분 하이올레 유형으로, 품종 개량한 것이 많다. 올레산이 다량 함유되어 있어 혈관 질환 예방에 효과적이다. 피토케미컬로는 에스트로겐과 같은 작용을 하는 폴리페놀, 쿠메스탄류가 풍부해 여성호르몬의 균형을 맞춰준다. 올리브오일 특유의 쓴맛이 싫다면 해바라기씨유로 올레산을 섭취하기를 권한다.

Oil Data
오일 정보

해바라기씨유 Sunflower Oil

- 원과(추출 부위) : 씨앗
- 주요 산지 : 러시아, 우크라이나, 아르헨티나 등
- 과목 : 국화과
- 다른 이름 : 해바라기씨오일, 선플라워오일

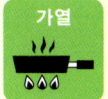 가열　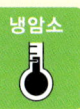 냉암소

임계온도 : 170℃

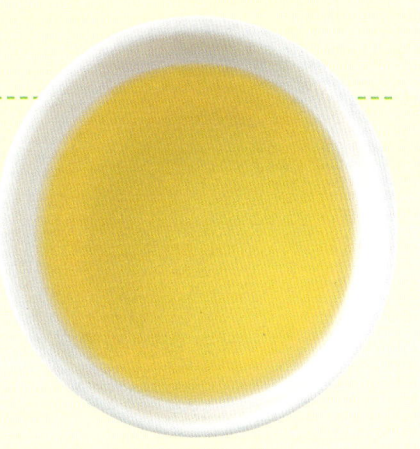

지방산 구성(하이올레 유형의 경우)

- 주요 지방산 : 오메가-9 지방산

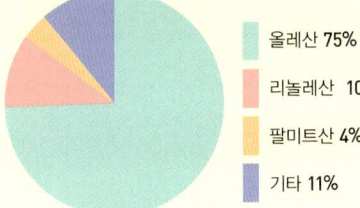

올레산 75%
리놀레산 10%
팔미트산 4%
기타 11%

지용성 비타민
- 비타민E

피토케미컬
- 쿠메스탄류
- 베타카로틴
- 폴리페놀

여기에 주목!

여성호르몬의 균형 조절과 혈관 질환 예방 효과까지 기대할 수 있다!

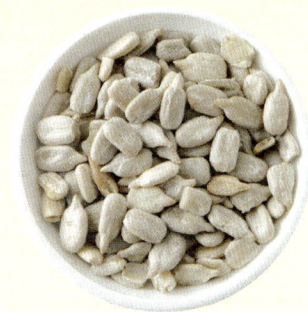

건강오일·미용오일 | 오메가-9 지방산

염증 치료 효과가 뛰어난
티오일
Tea Oil

가래를 가라앉히고 항염 작용을 하는 사포닌이 다량 함유

티오일은 중국에서는 1천 년 전부터 '불로장생의 기름'으로 귀중하게 여겼다고 한다. 풍부한 올레산에 리놀레산과 팔미트산도 함유되어 있으며 질감이 가벼운 편이다. 피토케미컬인 사포닌이 다량 함유되어 있어 가래를 가라앉히고 항염 작용을 한다. 최근에는 알코올 흡수 억제 효과가 있다는 사실이 밝혀지기도 했다. 풍미가 강하지 않아 다양한 요리에 활용할 수 있다.

Oil Data
오일 정보

티오일 Tea Oil

- 원과(추출 부위) : 씨앗
- 주요 산지 : 일본, 대만, 중국 등
- 과목 : 동백나무과
- 다른 이름 : 녹차씨유

가열 / 냉암소

지방산 구성

- 주요 지방산 : 오메가-9 지방산

올레산 60%
리놀레산 18%
팔미트산 18%
기타 4%

지용성 비타민

- 비타민E

피토케미컬

- 사포닌
- 베타카로틴

여기에 주목!

한방에서도 쓰는 '불로장생의 기름'!

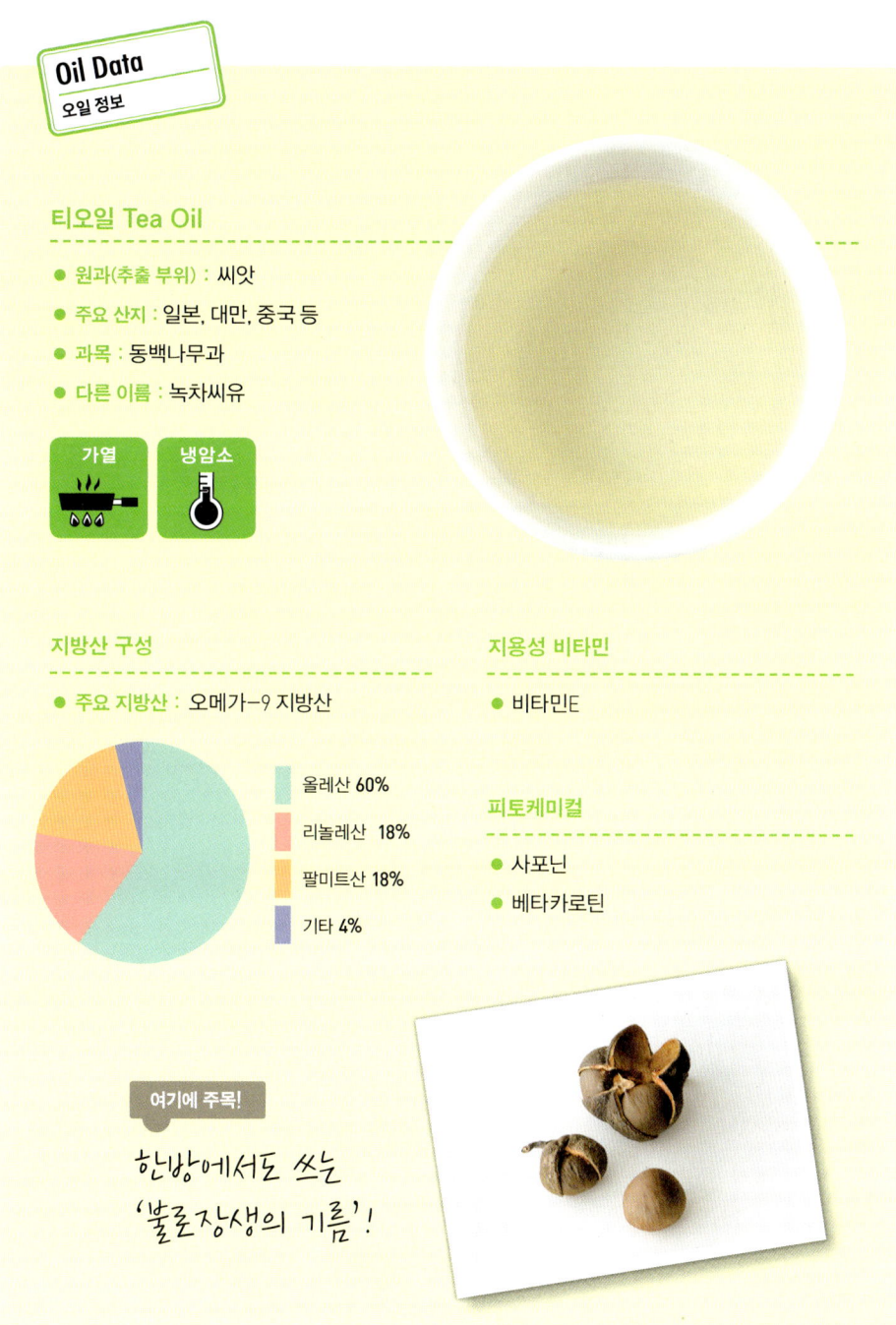

건강오일·미용오일 | 오메가-9 지방산

중화요리, 이국적인 요리에 최적인
피넛오일
Peanuts Oil

풍부한 피토케미컬이 항산화, 항알레르기 작용을 촉진

피넛오일(땅콩기름)은 올레산이 다량 함유되어 있다. 속 쓰림을 없애는 효과가 있어 중국요리에 자주 쓰인다. 항산화력을 높이는 폴리페놀과 항알레르기 효과가 있는 케르세틴(퀘세틴), 루테올린 같은 피토케미컬이 풍부하게 들어 있다. 땅콩은 알레르기 반응을 잘 일으키는 식품이라 일본의 후생노동성에서는 알레르기를 일으키는 음식 중에 사례가 많고 심각한 증상이 나타나는 음식 7가지를 '특정 원재료'로 지정해 이것이 들어간 가공식품은 의무적으로 표시하도록 하고 있다. 달걀, 우유, 밀, 메밀, 땅콩, 새우, 게가 이에 해당하며 오렌지, 바나나 등 20가지 식품은 '특정 원재료에 준하는 것'으로 지정되어 있다. 그러므로 알레르기 체질이라면 피넛오일은 주의해서 섭취해야 한다.

Oil Data
오일 정보

피넛오일 Peanuts Oil

- 원과(추출 부위) : 배젖
- 주요 산지 : 중국, 인도 등
- 과목 : 콩과
- 다른 이름 : 땅콩기름

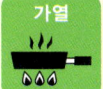 가열 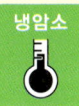 냉암소

임계온도 : 220℃

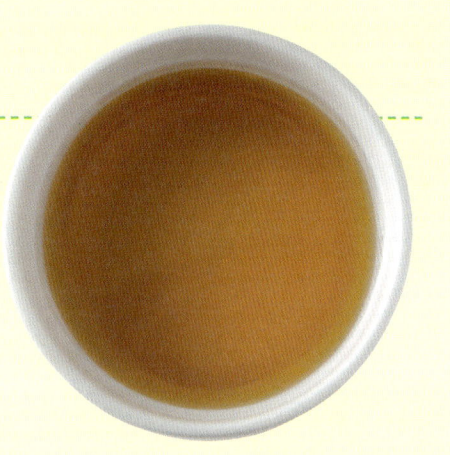

지방산 구성

- 주요 지방산 : 오메가-9 지방산

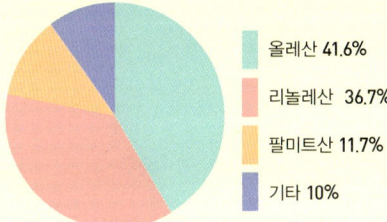

- 올레산 41.6%
- 리놀레산 36.7%
- 팔미트산 11.7%
- 기타 10%

지용성 비타민

- 비타민A
- 비타민E

피토케미컬

- 안토시아니딘
- 프로안토시아니딘
- 레스베라트롤
- 케르세틴(퀘세틴)
- 루테올린
- 베타카로틴
- 루테인
- 제아잔틴

여기에 주목!

위장에 부담 없지만 알레르기 체질이라면 주의하며 섭취한다!

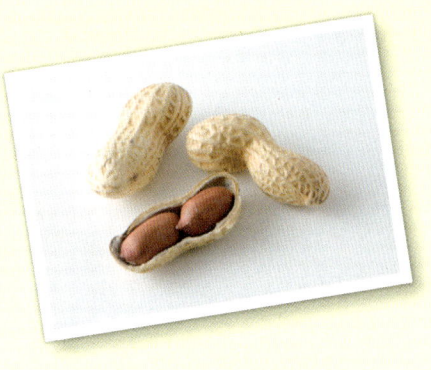

건강오일·미용오일 | 오메가-9 지방산

비타민E와 폴리페놀로 항산화력이 뛰어난
프룬시드오일
Prune Seed Oil

맛의 승부수로 쓰고 싶은 안티에이징 오일

　올레산과 리놀레산이 들어 있는 프룬시드오일은 올리브오일, 아보카도오일보다 비타민E, 레스베라트롤, 안토시아니딘과 같은 폴리페놀계 피토케미컬이 풍부하게 함유되어 있어 항산화력이 뛰어나고 안티에이징 효과가 있다. 원산지인 프랑스에서는 과자, 디저트, 소스, 드레싱 등에 다양하게 활용한다.

Oil Data
오일 정보

프룬시드오일 Prune Seed Oil

- 원과(추출 부위) : 씨앗
- 주요 산지 : 프랑스 등
- 과목 : 장미과
- 다른 이름 : 프룬씨유

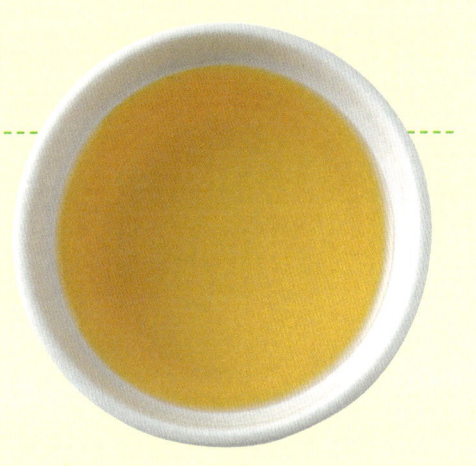

지방산 구성

- 주요 지방산 : 오메가-9 지방산

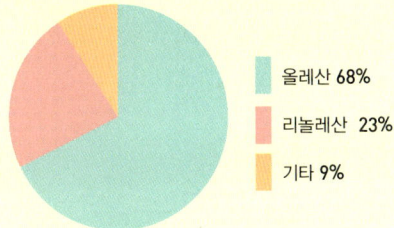

올레산 68%
리놀레산 23%
기타 9%

지용성 비타민

- 비타민E

피토케미컬

- 안토시아니딘
- 프로안토시아니딘
- 레스베라트롤
- 베타카로틴

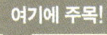

비타민E 함유량은
올리브오일보다 많다!

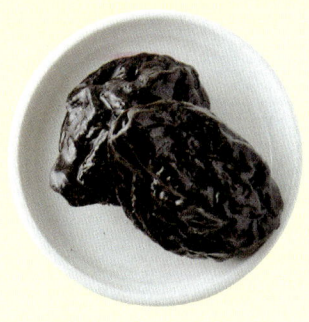

건강오일·미용오일 | 오메가-9 지방산

단맛과 뛰어난 풍미가 매력적인
헤이즐넛오일
Hazelnut Oil

독특한 풍미를 살려 과자나 디저트에 활용

유럽에서는 석기시대부터 헤이즐넛을 먹었다고 한다. 헤이즐넛 씨앗을 로스팅해 압착했기 때문에 고소한 풍미가 살아 있는 것이 헤이즐넛오일의 매력이다. 올레산과 비타민E, 폴리페놀이 풍부하고 산지에 따라 팔미톨레산 함량이 다른데 프랑스산에 특히 많이 함유되어 있다. 달콤하고 풍미가 좋아 소믈리에, 요리 연구가들에게 인기가 높다.

Oil Data
오일 정보

헤이즐넛오일 Hazelnut Oil

- 원과(추출 부위) : 배젖
- 주요 산지 : 터키, 프랑스 등
- 과목 : 개암나무과
- 다른 이름 : 개암기름

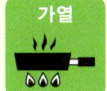 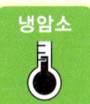

지방산 구성

- 주요 지방산 : 오메가-9 지방산

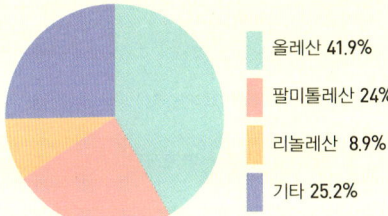

올레산 41.9%
팔미톨레산 24%
리놀레산 8.9%
기타 25.2%

지용성 비타민

- 비타민E

피토케미컬

- 프로안토시아니딘
- 케르세틴(퀘세틴)
- 루테인
- 레스베라트롤
- 미리세틴
- 제아잔틴

여기에 주목!

올레산과 비타민E가
생활습관병을 예방한다!

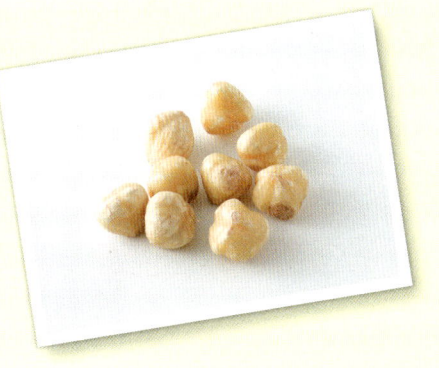

우리에게 친숙한 스테디셀러 오일   127

건강오일·미용오일 | 오메가-9 지방

항바이러스, 항균, 항종양 작용이 뛰어난
유자씨유
Yuzu Seed Oil

다른 오일에는 없는 희귀한 영양 성분 함유

　대표적인 감귤류인 유자의 씨앗 40개에서 겨우 1g만 나오는 귀한 오일이다. 피토케미컬이 풍부하고 감귤류의 쓴맛을 내는 물질인 리모노이드는 항바이러스, 항균, 항종양 작용을 한다. 폴리페놀의 헤스페리딘은 항알레르기, 혈압과 콜레스테롤의 조절 작용, 골밀도 저하 억제 작용을 한다. 비타민C의 흡수를 촉진해 샐러드에 드레싱으로 사용하면 효율적으로 영양을 섭취할 수 있다.

Oil Data
오일 정보

유자씨유 Yuzu Seed Oil

- 원과(추출 부위) : 씨앗
- 주요 산지 : 일본 등
- 과목 : 운향과
- 다른 이름 : 유자씨오일

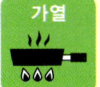 가열
 냉암소

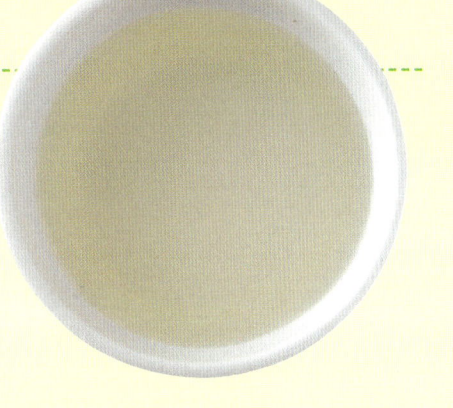

지방산 구성

- 주요 지방산 : 오메가-9 지방산

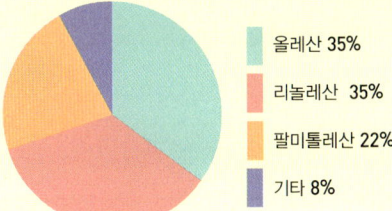

- 올레산 35%
- 리놀레산 35%
- 팔미톨레산 22%
- 기타 8%

지용성 비타민

- 비타민A
- 비타민E

피토케미컬

- 나란제닌
- 베타카로틴
- 헤스페리딘
- 리모노이드

여기에 주목!

풍부한 피토케미컬로 혈압과 콜레스테롤, 골밀도 고민을 해결한다!

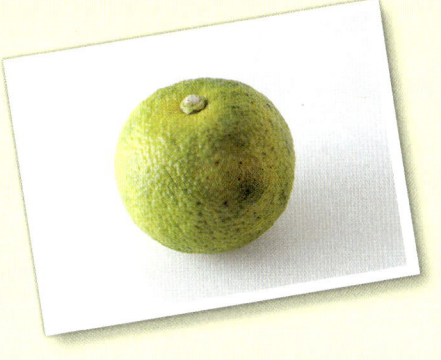

우리에게 친숙한 스테디셀러 오일

건강오일·미용오일 | 오메가-9 지방산

폴리페놀로 동맥경화와 암을 예방하는
카카오버터
Cacao Butter

카카오FFA의 필로리균 살균 효과

카카오콩에서 초콜릿을 만드는 과정에서 생기는 카카오마스를 압착해 만든 것이 카카오버터다. 동맥경화와 암을 예방하는 작용을 하는 폴리페놀 에피카테킨, 이뇨 작용을 하는 테오브로민이 함유되어 있다. 카카오FFA(Free Fatty Acid)라 불리는 유리지방산은 필로리균을 살균하는 효과도 있다.

버터 대신, 코코넛오일보다 약간 무거운 오일을 쓰고 싶을 때 적합하다.

Oil Data
오일 정보

카카오버터 Cacao Butter

- 원과(추출 부위) : 씨앗
- 주요 산지 : 아프리카, 미국, 페루, 에콰도르, 도미니카 등
- 과목 : 벽오동과
- 다른 이름 : 카카오기름

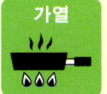 가열    냉암소

지방산 구성

- 주요 지방산 : 포화지방산

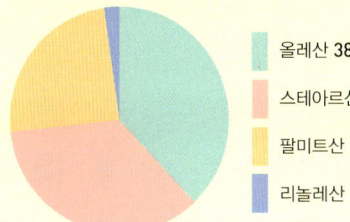

올레산 38.1%
스테아르산 35.4%
팔미트산 24.4%
리놀레산 2.1%

지용성 비타민

- 비타민E
- 비타민K

피토케미컬

- 에피카테킨(카카오폴리페놀)

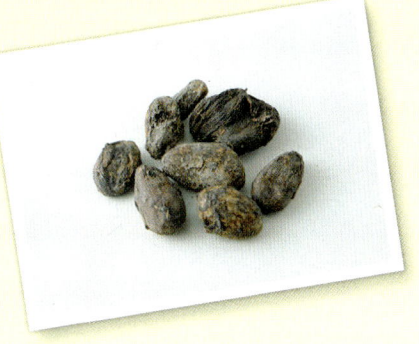

여기에 주목!

버터 대신
몸에 좋은 카카오버터를 먹자!

건강오일·미용오일 | 오메가-5 지방산

귀한 푸니크산이 듬뿍 들어 있는
석류씨유
Pomegranate Seed Oil

오메가-5 계열의 푸니크산, 최강 안티에이징 효과

석류씨유의 주성분은 푸니크산(공액리놀렌산)으로, 오메가-5 계열에 속한다. 푸니크산은 세포막을 형성하는 중요한 성분으로 항암, 항산화, 항알레르기, 체지방 축적 억제, 냉증 개선과 같은 작용을 한다. 피토케미컬로는 안토시아니딘, 식물에스트로겐 형태의 쿠메스트롤이 풍부하게 들어 있다. 갱년기 증상을 완화하는 등 여성호르몬 조절에도 도움이 된다.

Oil Data
오일 정보

석류씨유 Pomegranate Seed Oil

- 원과(추출 부위) : 씨앗
- 주요 산지 : 터키, 이란 등
- 과목 : 석류과
- 다른 이름 : 석류시드오일

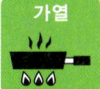
가열

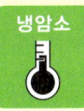
냉암소

지방산 구성

- 주요 지방산 : 오메가-5 지방산

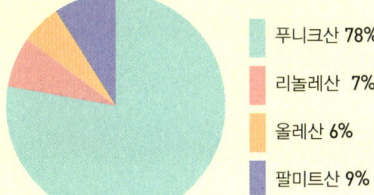

푸니크산 78%
리놀레산 7%
올레산 6%
팔미트산 9%

지용성 비타민

- 비타민E
- 비타민K

피토케미컬

- 안토시아니딘
- 프로안토시아니딘
- 레스베라트롤
- 쿠메스트롤
- 엘라그산

여기에 주목!

여성의 다양한 고민을 해결하는 기적의 오일이다!

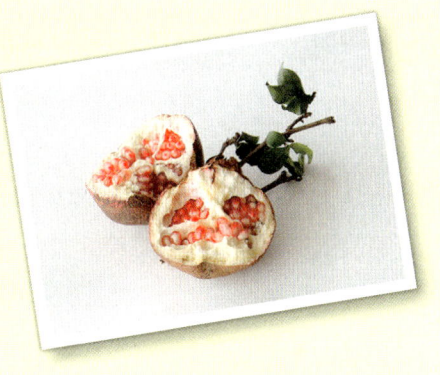

건강오일·미용오일 | 오메가-9 지방산

동맥경화와 치매를 예방하는
카멜리나오일
Camelina Oil

단시간 가열해도 OK!

알파리놀렌산이 38% 함유된 카멜리나오일은 오메가-9 계열로, 토코페롤과 베타카로틴이 풍부해 항산화력이 뛰어나다. 짧은 시간 동안 가열해도 괜찮다.

식물에는 희귀한 에이코센산이 다량 함유되어 있는 것이 특징이다. 지질이 상중의 대사를 개선하고 동맥경화, 치매를 예방한다. 천연 유화제인 레시틴도 풍부해 식초, 달걀과 혼합하면 맛있는 마요네즈도 만들 수 있다.

Oil Data
오일 정보

카멜리나오일 Camelina Oil

- 원과(추출 부위) : 씨앗
- 주요 산지 : 캐나다, 미국 등
- 과목 : 십자화과
- 다른 이름 : 아마나즈나씨유, 양구슬냉씨기름

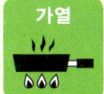 가열 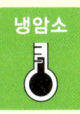 냉암소

임계온도 : 150℃

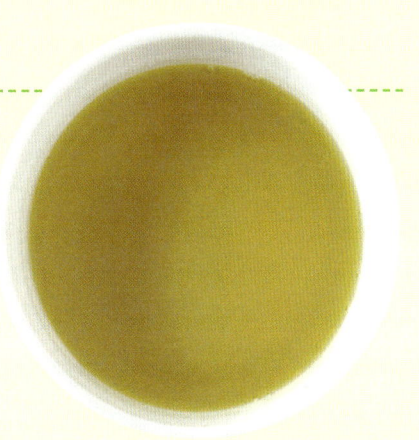

지방산 구성

- 주요 지방산 : 포화지방산

- 알파리놀렌산 38%
- 올레산 20%
- 에이코센산 20%
- 리놀레산 16%
- 기타 6%

지용성 비타민

- 비타민E

피토케미컬

- 베타카로틴

여기에 주목!

풍부한 토코페롤과 베타카로틴의 작용으로
몸속부터 젊어진다!

우리에게 친숙한 스테디셀러 오일

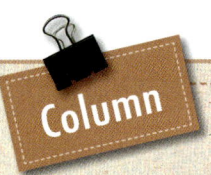

'오일 미용'의 마법을 느껴보자

미국과 유럽에서는 오일 미용법이 일상적인 미용·건강 관리법으로 정착되어 있다. 일본에서도 오일 미용이 주목받기 시작했지만 기본적인 오일의 특징이나 오일 선택법, 활용 방법은 아직 알려지지 않았다. 그래서 일본에서는 오일 미용의 보급을 위해 2014년 1월에 '일반사단법인 일본오일미용협회(JOBA)'를 설립했다. 일본오일미용협회는 강연회나 강습, 이벤트, 세미나를 통해 오일 미용을 알려드리고 일상생활에서 활용할 수 있도록 돕는 활동을 하고 있다.

뷰티 전문가인 엄마와 오일 미용의 권위자인 의학박사님께 배운 경험이 내 인생을 바꿔놓았다. 건강과 아름다움을 유지하기 위해 오일이 꼭 필요하고 종류에 따라 각기 다른 역할을 한다는 것, 질 좋은 오일을 고르고 섭취하는 방법을 아는 것이 나이가 들어도 아름답고 건강할 수 있는 비결이라는 것을 배웠다.

수십 년 동안 내가 느끼고 배우고 감동한 '오일 미용의 마법'을 여러분도 느끼길 바란다.

바르면 피부가 탱탱해지는

미용오일
Beauty Oil

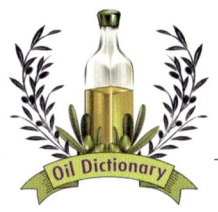

미용 분야에서는 희소성 있는 오일이 대세다.
내 피부에 꼭 맞는 오일을 찾아 모발과 피부를 마사지해보자.
한두 달 후에 놀라운 효과를 느낄 것이다.

건강오일·미용오일 | 오메가-6 지방산

염증 치료와 발모를 촉진하는
마라쿠자오일
Maracuja Oil

뷰티 업계가 주목하는 고기능성 오일

　마라쿠자라는 이름이 익숙하지 않을 것이다. 마라쿠자오일은 패션프루트 씨앗을 착유한 것으로, 아마존 원주민들이 몇 백 년 동안 의약품으로 사용했을 만큼 고기능성 오일이다. 리놀레산이 70% 이상 함유된 오메가-6 계열의 오일이며 베타카로틴, 리코펜과 같은 항산화력이 높은 피토케미컬이 풍부하다. 붉은 여드름 등의 염증을 치료하며 발모를 촉진하고, 두피의 활력을 강화하는 효과가 있다.

Oil Data
오일 정보

마라쿠자오일 Maracuja Oil

- 원과(추출 부위) : 씨앗
- 주요 산지 : 페루 등
- 과목 : 시계꽃
- 다른 이름 : 시계꽃씨오일, 패션푸르트오일

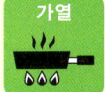 가열 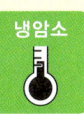 냉암소

지방산 구성

- 주요 지방산 : 오메가-6 지방산

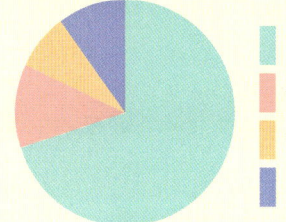

리놀레산 70%
올레산 12%
팔미트산 8%
기타 10%

지용성 비타민

- 비타민E

피토케미컬

- 안토시아니딘
- 프로안토시아니딘
- 베타카로틴
- 리코펜

여기에 주목!

신경 쓰이는 붉은 여드름과
탈모 고민이 해결된다!

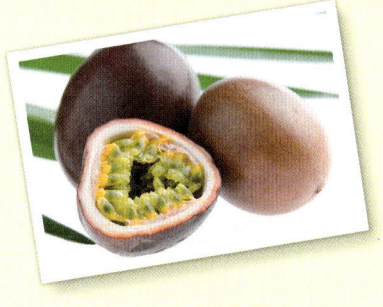

우리에게 친숙한 스테디셀러 오일

건강오일·미용오일 | 오메가-9 지방

화장품 원료로 많이 쓰이는
아사이오일
Acai Oil

올레산이 풍부해 건조한 피부에 제격

　아사이오일은 지구상에 존재하는 과일 중에서 '완전식품'이라 불리는 아사이 과육을 압착해 만든 오일이다. 피토스테롤은 아르간오일의 2배, 비타민E는 올리브오일의 5배 이상, 폴리페놀은 레드와인의 30배 정도 많이 들어 있다. 다량 함유된 올레산이 토착 세균의 먹이가 되어 세균이 더욱 왕성하게 활동하기 때문에 지성 피부에는 주의해서 사용해야 한다. 피부가 건조한 사람에게 적합하다. 산화안정성이 높은 오일과 섞어 쓸 것을 권한다.

Oil Data
오일 정보

아사이오일 Acai Oil

- 원과(추출 부위) : 열매
- 주요 산지 : 브라질 등 아마존 열대 우림
- 과목 : 야자나무과
- 다른 이름 : 아사이베리유

가열

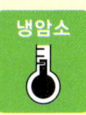
냉암소

지방산 구성

- 주요 지방산 : 오메가-9 지방산

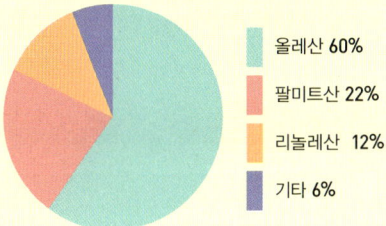

- 올레산 60%
- 팔미트산 22%
- 리놀레산 12%
- 기타 6%

지용성 비타민

- 비타민E

피토케미컬

- 안토시아니딘
- 프로안토시아니딘
- 바닐린산
- 시링산
- 프로토카테추산
- 페룰산
- 베타카로틴

여기에 주목!

슈퍼푸드의 영양이
안티에이징을 현실화한다!

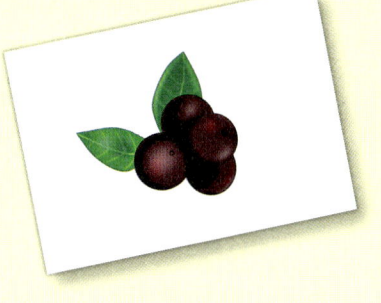

건강오일·미용오일 | 오메가-9 지방산

인도의 전통의학도 인정한
피마자유
Caster Oil

진통과 항염증 등 많은 질병에 효과적

인도의 전통의학인 아유르베다에서 사용된 피마자유는 진통과 항염증에 효과적이다. 서양에서는 예수의 손이 닿으면 모든 병이 치유되는 것처럼 많은 질병에 효과가 있다는 뜻에서 '예수의 손길'이라 불리기도 한다. 약 90% 정도 함유된 리시놀레산은 자율신경을 정상화하고 면역력을 높여주며 독소를 배출하는 효과가 있다. 몸을 움직일수록 효과가 커져 복부에 바르면 노폐물이 배출된다. 비누, 헤어 제품의 원료로 많이 쓰인다.

Oil Data
오일 정보

피마자유 Caster Oil

- 원과(추출 부위) : 씨앗
- 주요 산지 : 인도, 브라질, 중국 등
- 과목 : 대극과
- 다른 이름 : 피마자오일, 아주까리기름

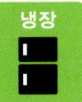
가열 / 냉장

지방산 구성

- 주요 지방산 : 오메가-9 지방산

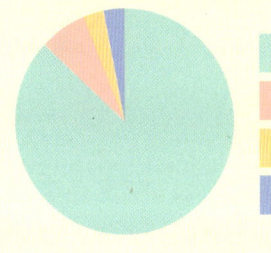

- 리시놀레산 87%
- 올레산 7%
- 리놀레산 3%
- 기타 3%

지용성 비타민

- 비타민E

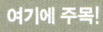
여기에 주목!

바르기만 해도
몸속 노폐물이 배출된다!

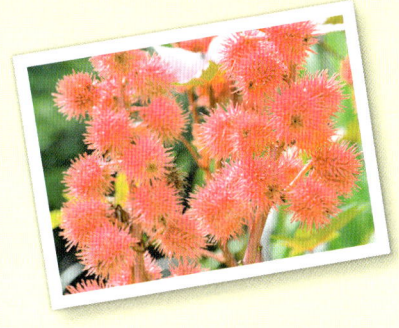

미용오일 | 오메가-9 지방산

'신의 나무'에서 하사한
타마누오일
Tamanu Oil

항염증 효과 등 뛰어난 약효

 타마누오일은 태평양 제도의 섬들에서 '신의 나무'라 불리는 타마누에서 착유한 오일이다. 올레산과 리놀레산이 고른 비율로 함유되어 있고 항생물질인 천연 상태의 락톤과 칼로필로이드가 들어 있어 항산화 효과가 올리브오일보다 20배나 높다. 칼로필릭산의 보습력과 키토산의 면역력 향상 효과가 항산화력을 높여주어 안티에이징에 최적화된 오일이다.

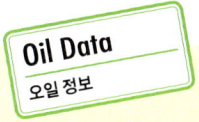

타마누오일 Tamanu Oil

- 원과(추출 부위) : 열매, 씨앗
- 주요 산지 : 괌, 사이판, 타히티 등
- 과목 : 물레나무과
- 다른 이름 : 융화수씨유, 호동씨오일

 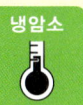

지방산 구성

- 주요 지방산 : 오메가-9 지방산

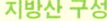

- 올레산 40%
- 리놀레산 30%
- 스테아르산 15%
- 팔미트산 15%

지용성 비타민

- 비타민E

피토케미컬

- 키토산
- 칼로필로이드

여기에 주목!

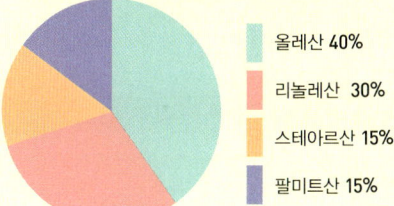

올리브오일보다 20배 뛰어난 항산화력으로 젊음을 되돌려준다!

건강오일·미용오일 | 오메가-9 지방산

멜라닌을 억제해 하얀 피부로 만드는
마룰라오일
Marula Oil

미백, 발모 효과가 있는 안티에이징 오일

마룰라오일은 희소성이 높은 오일로 뷰티 업계에서 주목받고 있다. 망고과 식물의 씨앗에서 착유한 것으로, 올레산이 다량 함유되어 있고 프로안토시아니딘이 풍부하다. 질감은 걸쭉하다. 멜라닌 생성을 억제해 미백에 도움을 주고, 발모 작용을 한다. 미용오일로 사용할 경우 산화안정성이 높은 오일이나 성분과 섞어 쓰는 게 좋다.

Oil Data
오일 정보

마룰라오일 Marula Oil

- 원과(추출 부위) : 씨앗
- 주요 산지 : 나미비아, 모잠비크, 남아프리카 등
- 과목 : 망고과
- 다른 이름 : 마룰라유, 마룰라씨유

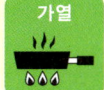
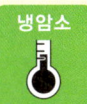

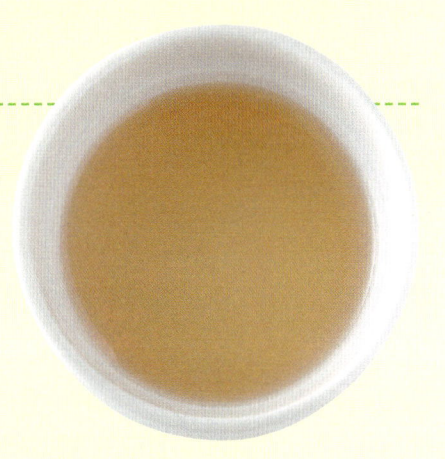

지방산 구성

- 주요 지방산 : 오메가-9 지방산

올레산 **70%**
팔미트산 **13%**
리놀레산 **9%**
기타 **8%**

지용성 비타민

- 비타민E

피토케미컬

- 프로안토시아니딘
- 베타카로틴
- 루테인
- 제아잔틴

여기에 주목!

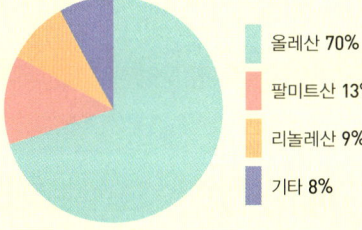

미용 효과가 특히 뛰어나다!

미용오일 고르는 법

미용오일과 건강오일은 다르다! 목적에 맞게 사용하자

먹을 수 있을 정도로 안전하면 피부에 발라도 괜찮을 것이라고 생각하는 경우가 많다. 하지만 이는 오일 미용에 관심 있는 사람들이 흔히 하는 착각이다. 건강오일과 미용오일은 같은 원료로 만들었다 하더라도 엄연히 다른 것이다. 그 차이는 정제법에 있다. 식물로 만든 건강오일은 식물의 생명력이 가득 담겨 있다. 지방산뿐만 아니라 지용성 비타민이나 피토케미컬과 같은 부검화물질(알칼리액으로 가수분해해 물에 녹는 부분을 제거하고 얻은 물질)도 풍부하게 들어 있다. 이는 식물 스스로 생명을 지키기 위한 성분으로, 그 힘이 매우 강력해 피부에 직접 바르면 체질에 따라 알레르기 반응이 일어날 수도 있다.

식물성 오일이 식품으로 분류되면 식품위생법에, 화장품으로 분류되면 화장품법에 따라 안정성을 관리한다. 식용으로 판매되는 오일을 피부에 발라 알레르기 반응이 있으면 개인이 책임져야 하기 때문에 위험성을 제대로 알고 써야 한다. 비교해보면 알겠지만 먹을 수 있는 건강오일과 피부에 바르는 미용오일은 질감 자체가 전혀 다르다. 건강오일은 진하고 무거운 느낌이고, 미용오일은 피부에 흡수가 잘된다. 그러니 목적에 맞게 사용하는 것이 좋다.

식물성 오일로
나만의 스킨케어 오일 만들기

산화안정성이 높은 오일이나 성분과 섞는다

이 책에서 몇 가지 미용오일을 소개하면서 '산화되기 쉬우므로 미용오일로 쓰려면 산화안정성이 높은 오일이나 성분과 섞어서 사용하라'는 조언을 실었다. 주요 성분이 트리글리세리드인 오일은 열, 공기, 빛에 약해 산화될 위험에 항상 노출되어 있다. 그러니 왁스에스테르 등 산화안정성이 높은 오일에 10% 정도 비율로 섞어서 써보자. 블렌딩 오일로 얼굴이나 몸을 마사지하면 피부가 촉촉하고 매끄러워지는 효과를 볼 수 있다. 머리카락이나 두피에 발라도 좋다.

미용오일도 개봉과 동시에 산화되기 시작하므로 되도록 2개월 이내에 다 쓰는 것이 좋다. 건강오일처럼 우선 한 병을 제대로 다 써보는 것이 중요하다. 피부 재생 주기가 한 번 지나면 서서히 효과가 나타난다. 자신의 나이 숫자만큼의 기간을 목표로 해보자. 피부나 모발이 좋아지는 느낌이 나면 계속 사용하고, 가렵거나 알레르기 반응이 나타나면 바로 중단한다.

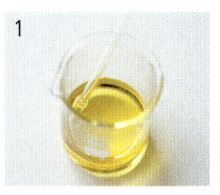
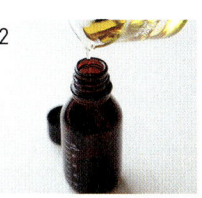

나만의 스킨케어 오일 만들기

1. 비커에 베이스 오일과 내가 쓰고 싶은 오일을 9:1의 비율로 넣고 유리 막대기로 잘 저어준다.
2. 빛을 차단할 수 있는 보존용기에 담고 되도록 빨리 사용한다.

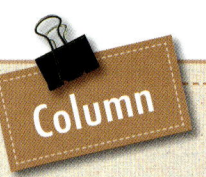

소비자의 지침이 된 JOBA 인증 마크

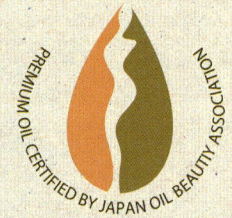

좋은 오일을 쓰고 싶어도 어떤 기준으로 골라야 하고, 어떤 오일이 좋은 오일인지 알아내는 것은 매우 어려운 일이다.

일반사단법인 일본오일미용협회(JOBA)는 오일 전문가이자 소비자 대표로서, 까다로운 기준을 바탕으로 한 엄정한 심사를 거쳐 인증된 오일에만 JOBA 인증 마크를 붙이고 있다.

JOBA 인증 마크 미용오일

스킨케어, 헤어케어 등 피부에 직접 바르는 오일 중에서 JOBA가 인증한 양질의 오일을 말한다. 오일의 적인 열, 공기, 빛으로부터 피부와 모발을 보호하는 산화안정성이 높은 우수한 오일을 추천하고 있다.

JOBA 인증 마크 건강오일

식용이나 영양제처럼 먹는 오일로, JOBA가 인증한 양질의 오일이다. 에너지원으로서 신진대사에 꼭 필요한 성분이 풍부하게 담긴 오일을 추천하고 있다.

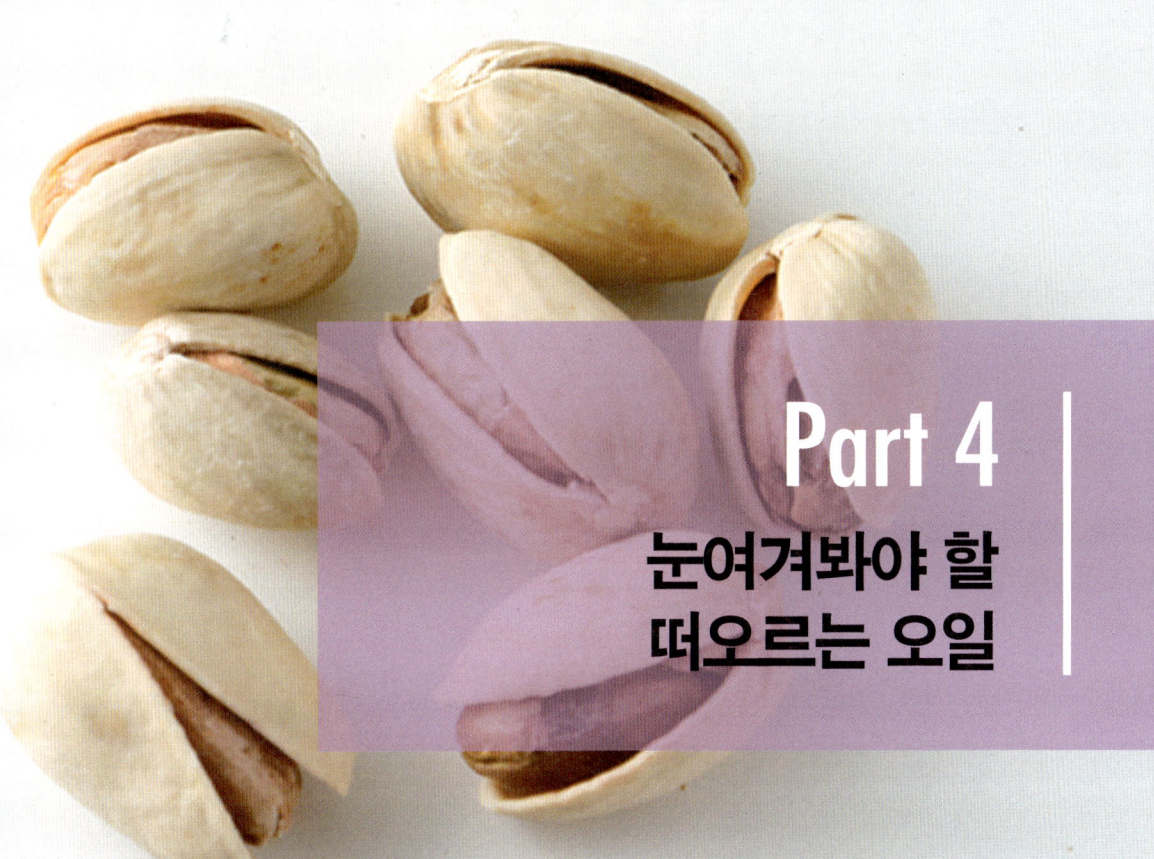

Part 4
눈여겨봐야 할 떠오르는 오일

건강오일·미용오일 | 오메가-9 지방산

비타민A · E · K까지 듬뿍 들어 있는
피스타치오오일
Pistachio Oil

각종 비타민과 미네랄, 피토케미컬이 가득

　독특한 향과 맛, 높은 영양가로 '견과류의 여왕'이라 불리는 피스타치오의 배젖을 착유한 피스타치오오일은 '여왕'이라는 이름에 걸맞게 아름다운 녹색을 띠며 향도 아주 좋다.

　풍부한 올레산이 변비를 해소하고 동맥경화, 심장 질환, 고혈압 등을 예방하는 효과가 있다. 비타민A와 비타민E, 비타민K까지 함유한 보기 드문 오일로 항산화력도 높아 안티에이징에도 효과적이다. 또 미네랄류도 듬뿍 들어 있어 철분 부족으로 인한 빈혈을 예방하고, 아연 부족으로 인한 전립선 기능 저하를 개선하는 등 다른 오일에 없는 다양한 효과와 효능이 있다.

　풍부히 함유된 각종 피토케미컬도 매력적이다. 폴리페놀 계열과 레스베라트롤이 항암 작용은 물론 생활습관병을 예방한다. 루테인, 제아잔틴은 눈병을 예방한다.

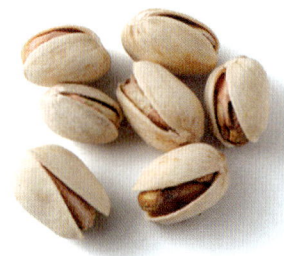

향긋한 맛, 효율적인 영양 섭취!

많은 사람들이 피스타치오를 좋아하지만 다른 견과류처럼 칼로리가 높아 꺼리는데, 식물 에너지의 집합체인 오일 형태로 먹으면 칼로리를 신경 쓰지 않고 맛과 향을 즐기면서 효율적으로 영양분을 섭취할 수 있다. 가열할 수 있지만 향을 음미하려면 그대로 다양한 요리에 뿌려 먹어도 맛있다. 요구르트에 뿌려도 맛있다.

미용오일로도 쓸 수 있지만 산화위험성이 있으므로 산화안정성이 높은 오일 혹은 성분과 섞어서 사용해야 한다.

Oil Data
오일 정보

피스타치오오일 Pistachio Oil

- 원과(추출 부위) : 배젖
- 주요 산지 : 프랑스, 터키, 이란 등
- 과목 : 옻나무과
- 다른 이름 : 피스타치오씨유

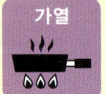
가열

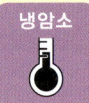
냉암소

지방산 구성

- 주요 지방산 : 오메가-9 지방산

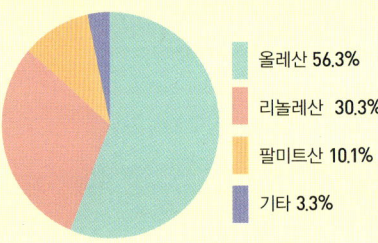

올레산 56.3%
리놀레산 30.3%
팔미트산 10.1%
기타 3.3%

지용성 비타민

- 비타민A
- 비타민E
- 비타민K

피토케미컬

- 안토시아니딘
- 프로안토시아니딘
- 레스베라트롤
- 케르세틴(쿼세틴)
- 루테올린
- 베타카로틴
- 루테인

여기에 주목!

빈혈 예방과 전립선 기능 향상에 효과적이다!

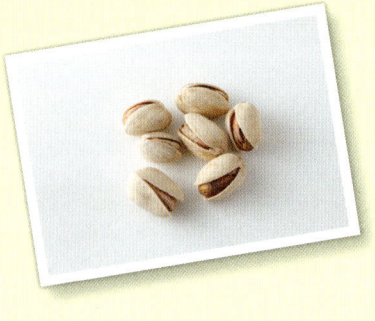

건강오일·미용오일 | 오메가-6 지방산

중년 이상의 남성들에게 추천하는
호박씨유
Pumpkin Seed Oil

미국, 유럽에서는 전립선 비대증을 개선하는 약으로 사용

호박씨유는 핼러윈 때 쓰는 큰 단호박인 색동호박의 씨앗을 착유해 만든 것이다. 1ℓ를 만드는 데 약 35개 단호박이 필요할 정도로 귀한 오일이다. 씨앗에는 단백질, 비타민류인 A·E·C·K·B_2·B_3, 마그네슘·망간·칼슘 등 미네랄류, 피토스테롤 등 영양분이 듬뿍 들어 있다.

호박씨유는 오스트리아에서 오래 전부터 사용한 오일이다. 유럽에서는 비뇨기과 의약품의 원료로 쓰인다. 비타민E의 감마토코페롤, 피토케미컬의 리그난산이 요실금과 빈뇨 등 소변 문제를 개선해준다. 또 아연이 전립선 기능을 강화하므로 중년 남성들에게도 추천한다. 리그난산, 로즈마린산 등의 페놀계 폴리페놀이 항알레르기 효과가 있다.

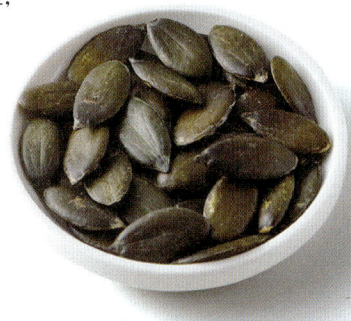

짙고 어두운 초록색을 띠며 향긋하고 단맛이 난다. 샐러드나 채소볶음 등에 살짝 뿌리는 등 가열하지 않고 먹는 것이 좋다. 수프에 넣으면 감칠맛을 내며, 디저트 오일로 두루 사용할 수 있다.

임신선 감소와 예방, 안티에이징 효과까지!

미용오일로도 쓰인다. 임신선과 같은 자국을 없애거나 예방하는 데도 도움을 주며, 항산화 작용이 뛰어난 베타카로틴, 비타민E가 피부 노화를 막고 재생시켜 아름다운 피부로 만들어준다. 트리글리세리드 중에서도 쉽게 산화되는 다가불포화지방산이 다량 함유되어 있어 주의해서 다뤄야 한다. 원액으로 쓰는 것보다 베이스 오일과 섞어 사용하는 것이 좋다.

Oil Data
오일 정보

호박씨유 Pumpkin Seed Oil

- 원과(추출 부위) : 씨앗
- 주요 산지 : 오스트리아 등
- 과목 : 박과
- 다른 이름 : 호박씨오일

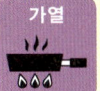 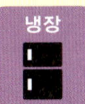

임계온도 : 140℃

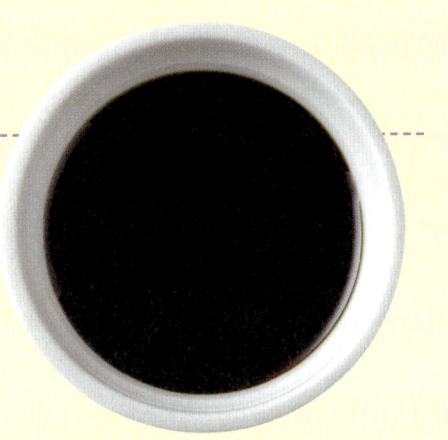

지방산 구성

- 주요 지방산 : 오메가-6 지방산

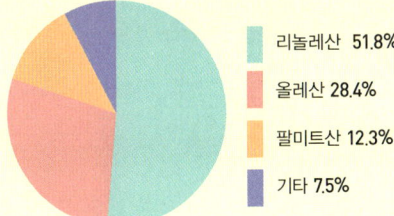

- 리놀레산 51.8%
- 올레산 28.4%
- 팔미트산 12.3%
- 기타 7.5%

지용성 비타민

- 비타민A
- 비타민E(감마토코페놀)
- 비타민K

피토케미컬

- 로즈마린산
- 리그난산
- 베타카로틴

여기에 주목!

요실금, 빈뇨 등의 비뇨기 질환이나 전립선 기능을 개선한다!

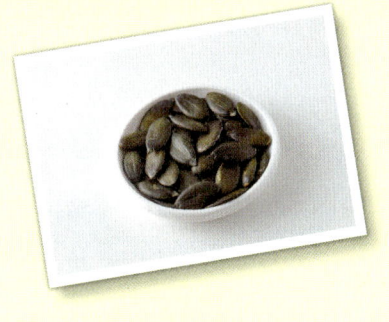

건강오일·미용오일 | 오메가-6 지방

비타민C가 오렌지의 20배인
로즈힙오일
Rose Hip Oil

의약품 허가가 날 정도로 강력한 항산화 성분 함유

오렌지보다 약 20배 정도 비타민C가 많이 들어 있는 로즈힙은 유럽에서는 오래 전부터 감기약, 강장제로 널리 사용되었다. 허브티로 친숙한 사람도 많을 것이다. 로즈힙 씨앗을 착유한 로즈힙오일은 체내에서 생성되지 않는 필수지방산이 약 80% 정도 함유되어 있으며, 오메가-3와 오메가-6의 지방산이 균형 있게 들어 있다.

피토케미컬인 안토시아닌과 트리테르페노이드가 풍부해 항산화 작용, 동맥경화 및 암 예방, 미백 효과가 뛰어나다. 특히 로즈힙 폴리페놀인 틸리로사이드는 지방 연소 작용을 해 인슐린저항성을 높이고 고혈압을 억제하는 효과가 있다. 또 비타민A 레티놀의 전구체인 올트랜스 트레티노인산(All-Trans tretinoin acid, 비타민A 레티놀 유도체)도 함유되어 있다. 이 생리활성물질은 비타민A 레티놀보다 약 50~100배가

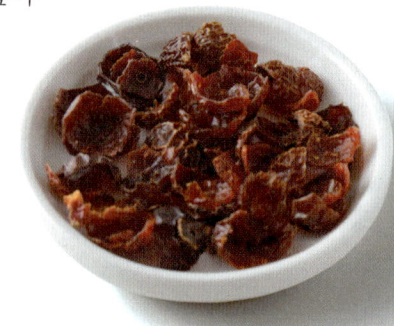

많으며 스위스와 미국에서는 항암 치료나 주름 완화, 여드름 치료 등에 쓸 수 있는 의약품으로 허가받은 성분이다.

은은한 향기, 스킨케어에도 효과적

은은한 꽃향기가 나는 로즈힙오일은 산뜻한 오렌지색을 띠고 있다. 이것은 피토케미컬인 리코펜 때문이다. 지용성 피토케미컬은 토마토 리코펜의 흡수를 도와 토마토 샐러드나 캡슐에 로즈힙오일을 사용하기도 한다.

스킨케어에 효과적이지만 산화의 위험이 높아 주의를 기울여 다뤄야 한다. 산화안정성이 높은 오일과 섞어 쓸 것을 추천한다.

Oil Data
오일 정보

로즈힙오일 Rose Hip Oil

- 원과(추출 부위) : 씨앗
- 주요 산지 : 칠레 등
- 과목 : 장미과
- 다른 이름 : 야생장미유

지방산 구성

- 주요 지방산 : 오메가-6 지방산

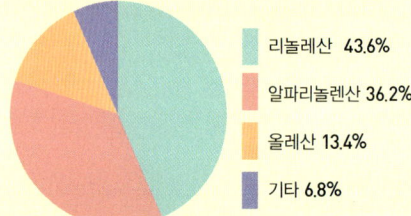

리놀레산 43.6%
알파리놀렌산 36.2%
올레산 13.4%
기타 6.8%

지용성 비타민

- 비타민A
- 비타민E

피토케미컬

- 틸리로사이드(로즈힙 폴리페놀)
- 안토시아니딘
- 프로안토시아니딘
- 케르세틴(퀘세틴)
- 헤스페리딘
- 카페인산
- 베타카로틴
- 리코펜

여기에 주목!

감기 치료, 항암 치료, 여드름 치료… 못하는 게 없다!

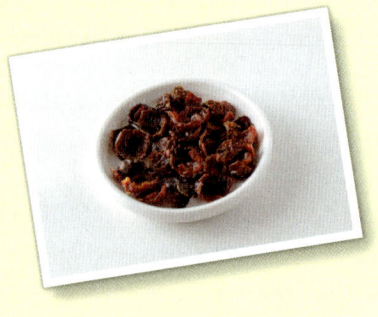

미용오일 | 왁스에스테르

피부를 보호하고 피지량을 조절하는
호호바오일
Jojoba Oil

외부 스트레스로부터 피부를 보호하고 수분을 유지

미국 애리조나주 소노란 사막에서 탄생한 호호바오일은 고급 지방산과 고급 알코올이 결합된 왁스에스테르가 주성분이다. 왁스에스테르는 피부나 모발, 각막 등 우리 몸 바깥쪽에 있는 성분이다. 외부 스트레스로부터 몸을 보호하고 피부 표면에 있는 수분과 영양분을 보존하는 작용을 한다.

호호바오일을 피부에 바르면 각질에 왁스에스테르를 공급해 피부가 수분을 유지할 수 있도록 해준다. 또 각질을 건강하게 하는 작용을 해 자외선, 세균 등 외부 스트레스에 강한 피부로 만든다.

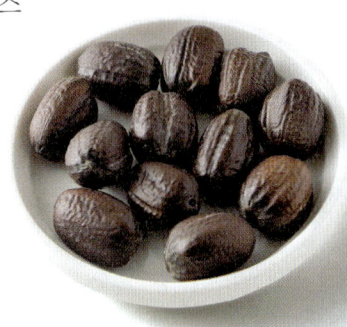

370℃에서 96시간 동안 있어도 안전

왁스에스테르는 피지에도 있는 성분이기 때문에 피부에 바르면 피지 분비를 자극해 피지량을 조절한다. 건조한 피부는 물론이고 피지가 많은 지성 피부에도 효과적이며 여드름과 염증을 완화한다. 또 왁스에스테르는 370℃에서 96시간 동안 방치해도 산화되지 않는다는 연구 결과가 있을 정도로 산화안정성이 탁월하다(일반적인 왁스류는 녹는점 60℃ 이상이면 고체 상태가 되지만 32℃ 전후에서 산화된다). 게다가 풍부한 혼합 토코페롤(비타민E), 피토스테롤, 피토케미컬을 피부로 흡수할 수 있기 때문에 미용오일로 좋은 평가를 받고 있다.

피부 흡수력이 높고 가벼운 질감과 사용감이 좋다는 평이 있어 많은 화장품에 베이스 오일로 쓰인다. 호호바오일은 여러 효능과 효과가 있지만 먹으면 안 되는 성분도 함유되어 있으므로 먹는 건강오일로는 적합하지 않다.

Oil Data
오일 정보

호호바오일 Jojoba Oil

- 원과(추출 부위) : 씨앗
- 주요 산지 : 미국 등
- 과목 : 회양목과
- 다른 이름 : 호호바유

가열

냉암소

지방산 구성

- 주요 지방산 : 왁스에스테르

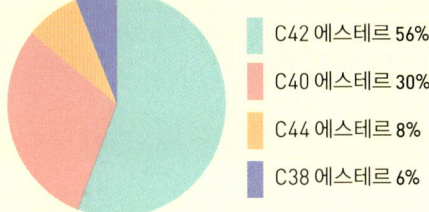

C42 에스테르 56%
C40 에스테르 30%
C44 에스테르 8%
C38 에스테르 6%

지용성 비타민

- 비타민A
- 비타민E(알파토코페롤, 감마토코페롤, 델타토코페롤)
- 비타민D

피토케미컬

- 베타카로틴

여기에 주목!

건조한 피부, 지성 피부 등 어떤 피부도 아름다운 피부로 만든다!

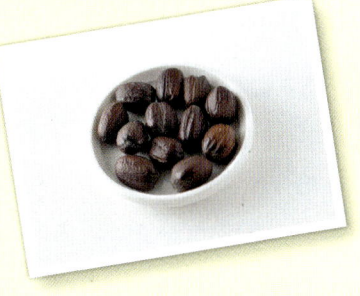

건강오일·미용오일 | 오메가-9 지방산

부기를 예방하고 지방을 연소하는
아르간오일
Argan Oil

풍부한 비타민E가 체내 활성산소를 제거

아르간오일은 모로코 남서부에 있는 사하라 사막에서만 자라는 식물인 아르간의 배젖을 현지 여성들이 10시간 동안 맷돌로 저온 압착해 만든다. 100kg 배젖에서 얻을 수 있는 오일이 단 1ℓ뿐일 정도로 희귀해서 '모로코의 황금'이라 불린다. 예부터 미용, 민간요법에 사용했다는 기록이 있고 최근 유럽에서 그 효과와 효능이 주목받으며 뷰티 업계에서 아르간오일 붐이 일었다.

가장 큰 특징은 비타민E다. 토코페롤 4종류가 모두 들어 있고 함유량도 올리브오일보다 2~4배 많아서 체내 활성산소 제거에 탁월한 효과를 낸다. 특히 감마토코페롤이 풍부해 이뇨 작용을 촉진하고 부기 예방에 효과적이다.

피토케미컬도 풍부하다. 트리테르펜계 성분이 많아 항염증 효과가 있고 자외선으로 지친 피부의 회복도 도와주어 스킨케어에 다양하게 활용할 수 있다. 카페인산은 항암 작용과 지방 연소, 항균 작용을 한다.

식용과 미용으로 둘 다 쓸 수 있는 안티에이징 오일

아르간오일은 원료가 되는 배젖을 그대로 저온 압착한 유형과 살짝 볶아 착유한 유형이 있다. 살짝 볶아 착유한 것이 감칠맛이 강하고 산화안정성이 높아 가열해서 쓰는 데 적합하다. 치즈나 버섯과 잘 어울리며 아르간오일 특유의 풍미를 살리면 요리 활용의 폭도 넓어진다.

미용오일로도 활용할 수 있다. 산뜻한 질감이지만 쉽게 산화되므로 산화안정성이 높은 오일이나 성분과 섞어서 사용하는 것이 좋다.

Oil Data
오일 정보

아르간오일 Argan Oil

- 원과(추출 부위) : 배젖
- 주요 산지 : 모로코
- 과목 : 사포타과
- 다른 이름 : 아르간유

 가열  냉암소

지방산 구성

- 주요 지방산 : 오메가-9 지방산

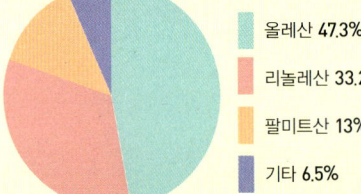

올레산 **47.3%**
리놀레산 **33.2%**
팔미트산 **13%**
기타 **6.5%**

지용성 비타민

- 비타민A
- 비타민E(감마토코페롤)

피토케미컬

- 카페인산
- 베타아마린
- 루페올
- 티루칼롤
- 푸티로스페르몰
- 베타카로틴

여기에 주목!

활성산소를 제거, 부기를 예방하고 자외선에 지친 피부를 회복한다!

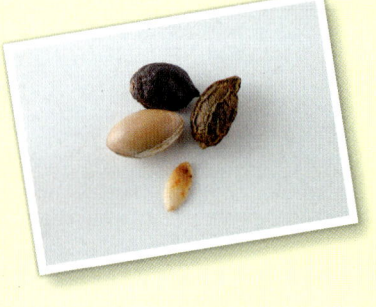

건강오일·미용오일 | 오메가-6 지방산

죽음을 제외한 모든 병을 치료하는
블랙커민시드오일
Black Cumin Seed Oil

병을 치료하는 약효가 탁월

이슬람 경전에는 블랙커민시드오일에 대해 '죽음을 제외한 모든 병을 치료할 수 있다'고 기록되어 있다. 블랙커민시드오일은 투탕카멘의 무덤 안에서 발견되기도 했다. 이러한 일화들이 알려지면서 미용오일 마니아들에게 주목받고 있다.

실제로 성분 분석을 해보니 놀라운 결과가 나왔다. 블랙커민의 씨앗에는 비타민 A·B_1·B_2·B_6·C는 물론 나이아신(비타민B_3 또는 니코틴산)·엽산(폴산) 등 비타민류가 풍부하고 칼슘·칼륨·철분·마그네슘·셀레늄·구리·인·아연 등 미네랄도 다량 함유되어 있다. 특히 니겔론은 최근 주목받고 있는 향기를 내는 성분이다. 면역 체계에 작용해 항히스타민, 항염증 효과를 낸다.

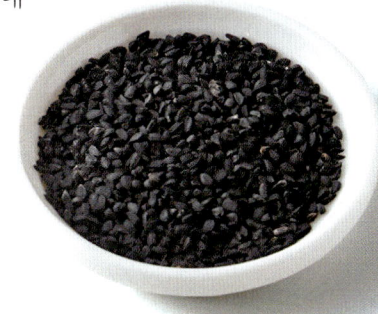

알츠하이머병 예방 성분 등 100가지 이상의 성분이 응축

피토케미컬인 티모퀴논은 알츠하이머병의 원인인 베타아밀로이드라는 신경을 손상시키는 물질로부터 세포막을 보호하는 작용을 하는 것으로 알려져 있다. 미국에서는 이미 블랙커민 씨앗에서 추출된 티모퀴논을 알츠하이머성 치매 약으로 활용하고 있다. 최근 발표된 연구에서는 지방산, 단백질, 피토케미컬, 알칼로이드를 포함한 100가지 이상의 영양 성분이 발견되어 항종양, 통증 완화, 해열 효과가 있다고 밝혀졌다.

이렇듯 훌륭한 효과와 효능이 있는 오일이지만 맛과 향이 독특해서 요리나 재료의 맛을 살리기는 어렵다. 적게 섭취해야 하는 오메가-6 계열이라 다른 오일을 베이스로 한 에센셜 오일로 사용하는 것을 추천한다.

Oil Data
오일 정보

블랙커민시드오일 Black Cumin Seed Oil

- 원과(추출 부위) : 씨앗
- 주요 산지 : 이집트 등
- 과목 : 미나리아재비과
- 다른 이름 : 블랙커민씨유

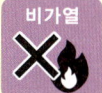 비가열 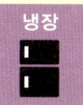 냉장

지방산 구성

- 주요 지방산 : 오메가-6 지방산

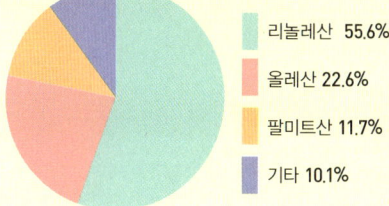

리놀레산 55.6%
올레산 22.6%
팔미트산 11.7%
기타 10.1%

지용성 비타민

- 비타민A
- 비타민E

피토케미컬

- 니겔론
- 티모퀴논

여기에 주목!

알츠하이머성 치매를 예방하고, 면역력도 높인다!

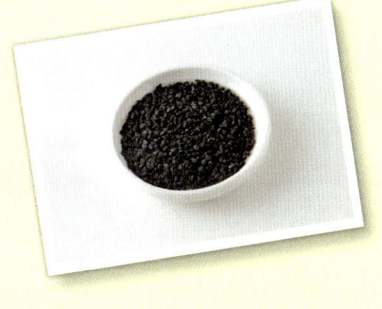

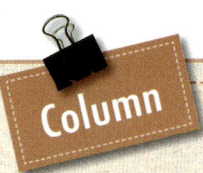

'잘 먹겠습니다' 모임으로 재료의 근원을 생각하다

나에겐 열세 살 된 딸이 있다. 얼마 전 딸과 딸 친구들과 함께 '잘 먹겠습니다' 모임을 가졌다. 평범한 수제 초밥 파티에서 발전한 소소한 모임으로, 좋아하는 재료로 만든 초밥을 골라 각자 마음에 드는 예쁜 그릇에 담고 "잘 먹겠습니다!" 하고 외친 다음 바다 영상을 보면서 초밥을 먹는다. 그러면서 '이 재료는 어떤 환경에서 자라서 어떻게 이 접시까지 오게 됐는지'를 즐겁게 이야기 나누면서 바다의 고마움에 대해 생각한다.

화장품도 마찬가지다. 목욕할 때 쓰는 것, 목욕 후 피부에 바르는 것들은 대체 어디서 오는지, 자연에서 온 식물의 고마움을 생각하면서 쓰는 건 어떨까?

어릴 때부터 자신의 몸을 만드는 근원에 흥미를 갖고 이해하려는 자세는 매우 중요하다. 아이는 작은 과학자이다. '이건 어디서 났어?', '이건 무엇으로 만든 거야?' 하고 가까이 있는 모든 것에 호기심을 갖고 그 호기심을 해결하는 과정을 통해 아이의 세계가 풍부하고 넓어진다. 앞으로 미래를 짊어질 아이들과 부모님들도 이 과정의 중요성을 알았으면 한다.

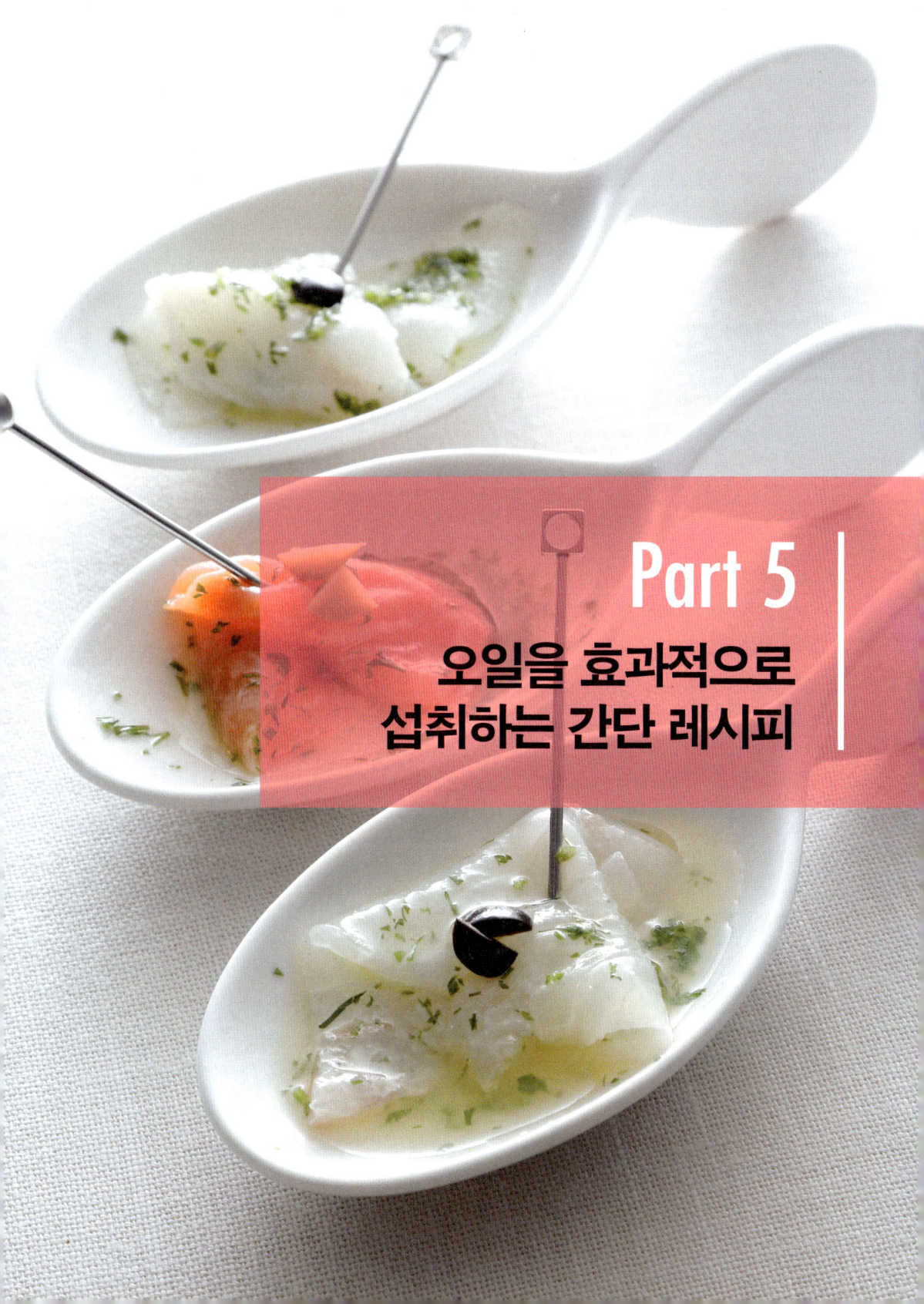

Part 5
오일을 효과적으로 섭취하는 간단 레시피

오일 하나라도
제대로 써야 한다

어떻게 쓸지 상상해보자

먼저 오일 하나를 제대로 써보는 것이 오일 미용의 기본 자세다. 처음부터 한 번에 여러 개의 오일을 쓰면 어떤 오일이 어떤 효과가 있는지 제대로 알기 어렵다. 자신의 식생활과 생활습관을 파악한 다음, 지금 있는 증상과 트러블을 개선해줄 식물성 오일을 선택하자. 그렇게 고른 오일 하나가 당신을 바꿀 운명의 오일이다. 그러니 제대로 써야 한다. 적절한 오일 사용법을 알아보고 어떻게 쓰는 것이 좋을지 생각해보자.

예를 들어 미강유와 같이 무난한 오일은 기존에 쓰던 샐러드 오일처럼 쓸 수 있다. 식재료나 조리법에 상관없이 맛과 향에 영향을 주지 않기 때문이다. 코코넛오일이나 사차인치오일처럼 풍미가 있다면 그것을 살려줄 수 있는 요리에 써보자. 아마씨유, 들기름처럼 독특한 오일은 과감하게 개성이 강한 재료와 함께 먹어보자. 낫또, 나물 같은 식재료와 오일의 개성이 어우러져 의외의 맛이 나온다.

요리를 만들어 맛볼수록 오일의 매력이 깊어진다.

뿌리는 것만으로도
레시피가 된다

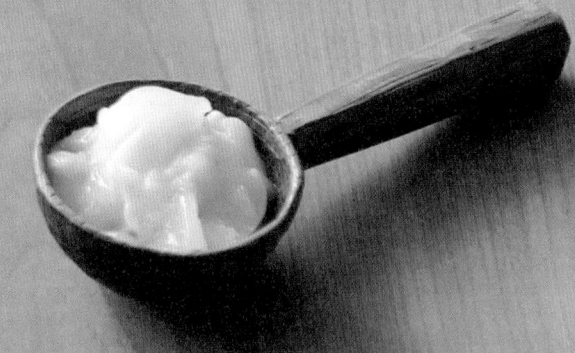

평범한 식사가 오일 한 스푼으로 변신한다

오일 미용 초보자들이 흔히 하는 실수 중의 하나가 너무 열심히 해서 좌절하는 것이다. 좋은 오일을 샀으니 관련 책이나 기사를 찾아보고 다양한 요리에 도전해 보는데, 처음에는 의욕적으로 하다가 차츰 귀찮아지기 시작한다. 그래서 애써 고른 오일을 다 써보지도 못하게 된다.

요즘 여성들은 집안일, 육아, 사회생활로 바쁘다. 그렇더라도 오일을 제대로 사용할 수 있는 방법을 고민해보자. 일부러 힘들게 요리를 만들기보다 평범한 음식에 뿌리는 것만으로도 충분하다. 아침마다 마시는 채소주스에 오일을 한 스푼 넣는 것이다. 이 방법은 가열할 수 없는 오메가-3 지방산을 섭취하는 최적의 방법이다. 된장국이나 낫또, 데친 나물 같은 반찬에도 살짝 넣으면 맛이 풍성해지고 신선함을 느낄 수 있다. 견과류로 만든 오일은 당질이 없는데도 단맛이 나기 때문에 요구르트나 아이스크림에 살짝 얹으면 그럴듯한 디저트로 변신한다. 굳이 힘들게 요리를 만들지 않아도 살짝 뿌리는 것만으로 충분히 맛있게 오일을 즐길 수 있다.

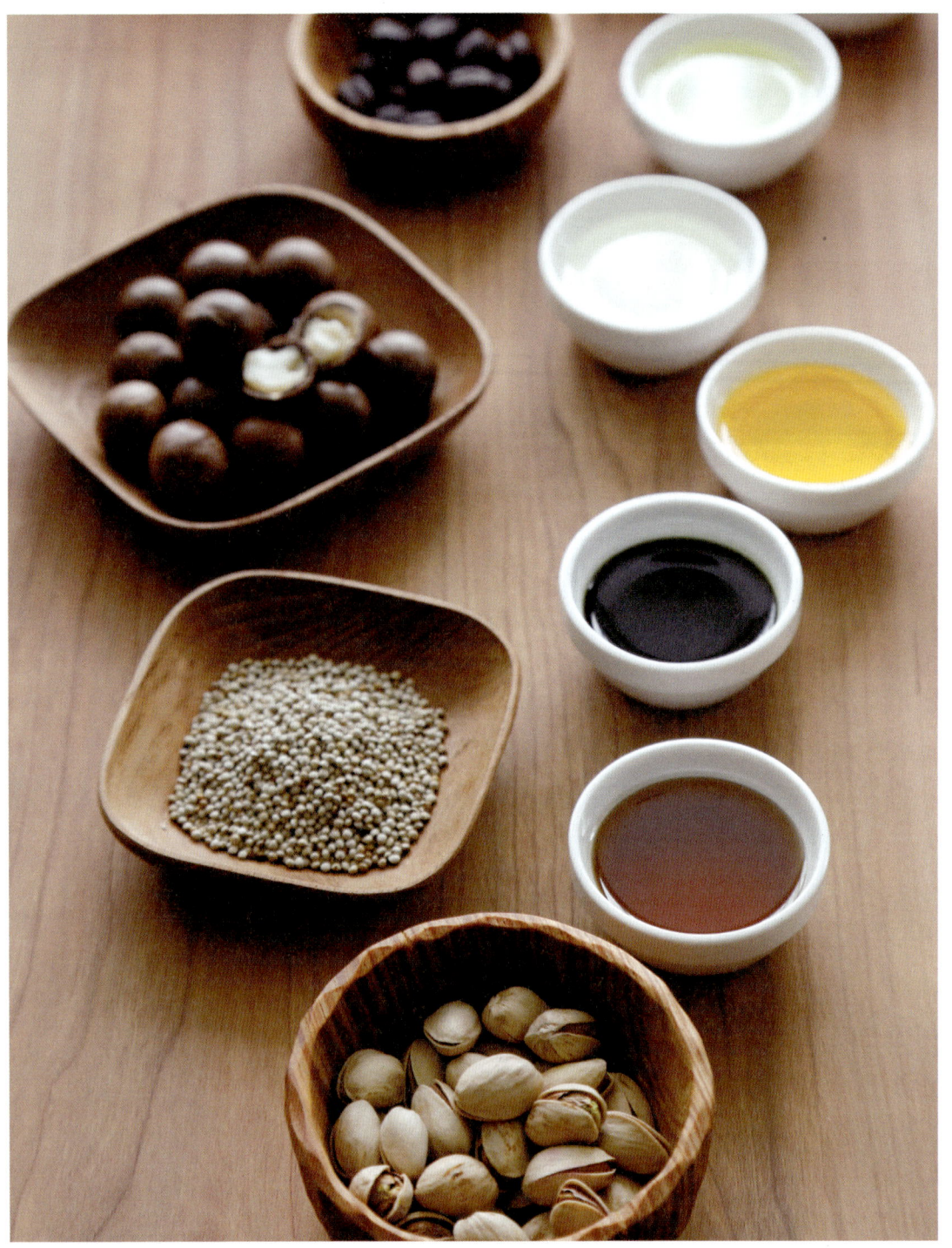

오일을 조미료로 써보자

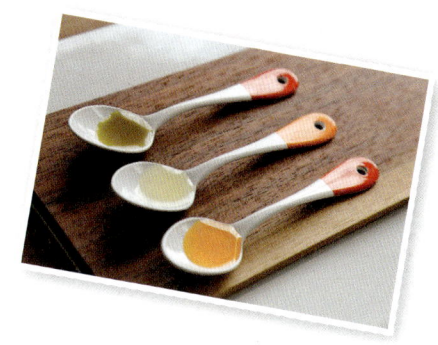

요리가 고급스러워지고 염분·당분을 줄일 수 있다

 내가 추천하는 오일 사용법은 식물성 오일을 조미료처럼 쓰는 것이다. 식물의 영양이 가득 담긴 오일은 피토케미컬에 따라 맛과 향이 천차만별이니 각각의 다른 매력을 살려 써보자.

 은은한 단맛이 나는 코코넛오일을 평범한 가정식 요리에 넣어보거나, 개성 있는 아르간오일을 토마토나 허브와 함께 조리한다. 마카다미아너트오일이나 헤이즐넛오일은 과자를 만들 때 넣으면 맛과 향이 더해져 2배로 깊은 맛을 즐길 수 있다.

 오일을 조미료처럼 사용하면 요리의 격이 한층 높아지며, 음식의 염분과 당분을 줄일 수 있다. 고혈압이 있다면 제대로 맛을 낼 수 있는 호박씨유나 아몬드오일을 추천한다. 샐러드나 수프에 넣으면 염분이 적어도 맛있게 먹을 수 있다. 다이어트를 하거나 당뇨병이 있다면 설탕 대신 견과류로 만든 오일로 단맛을 내보자. 단맛뿐만 아니라 고소한 풍미가 재료의 맛을 더욱 끌어올린다.

 품질이 좋은 오일일수록 오일 자체의 맛을 음미하는 것이 좋다.

가열 온도에 주의하자

임계온도를 넘으면 트랜스지방산이 발생한다

식물성 오일을 가열해서 온도가 높아지면 트랜스지방산이 발생한다. 인공적인 트랜스지방산인 쇼트닝이나 버터를 애써 식물성 오일로 대체해놓고 고온에서 가열하면 아무 소용이 없다. 그러니 임계온도를 넘기지 않도록 주의해야 한다. 탄수화물을 120℃ 이상 되는 식물성 오일로 조리하면 아크릴아마이드라는 발암성 물질이 발생할 위험이 있다. 감자튀김 등은 주의해야 한다.

섬세한 식물성 오일은 볶고 튀기고 굽는 용도로 쓰기에 적합하지 않기 때문에 삶거나 찌고 데치는 간단한 조리법을 추천한다. 식물성 오일 중에서도 가열할 수 있는 것이 있지만 가급적 100℃ 이하의 온도에서 가열해 조리한다. 오메가-3 지방산은 가열하면 안 되지만 사차인치오일은 100℃ 이하에서 가열하는 요리에 쓸 수 있다. 들기름이나 아마씨유는 조리 후 어느 정도 열을 식힌 음식에 넣는 것이 좋다.

품질 좋은 오일이 있다면 가열하지 말고 신선한 상태로 섭취하자. 그 자체의 맛과 향을 즐기는 것이다. 익숙해지면 미각이 더욱 섬세해질 것이다.

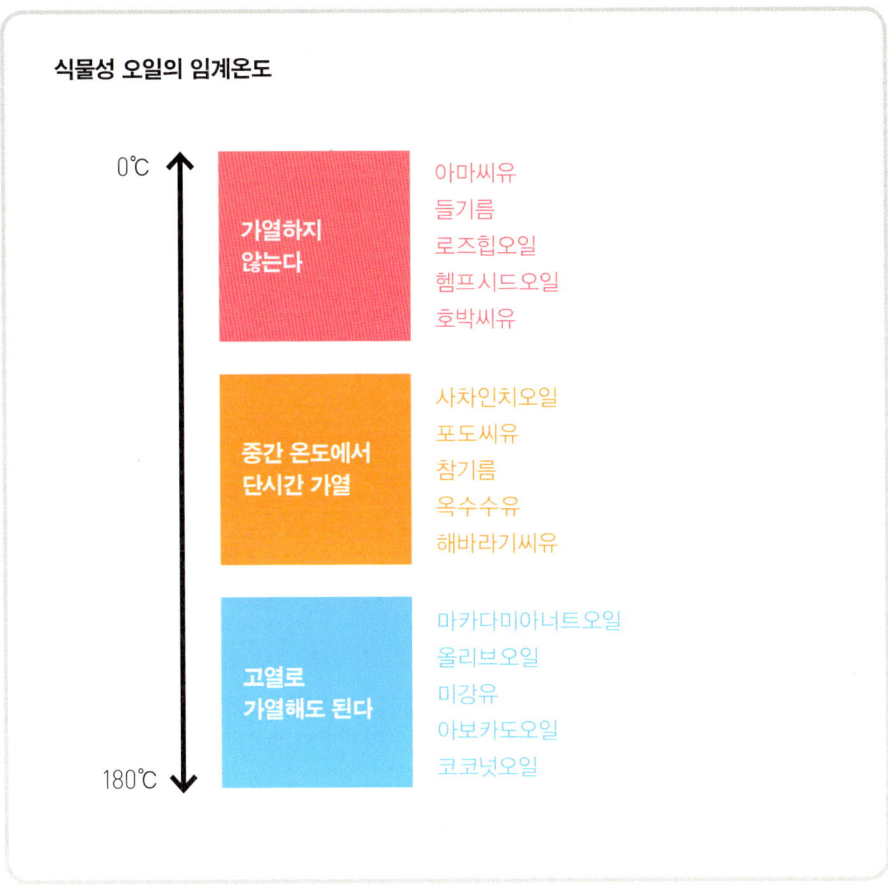

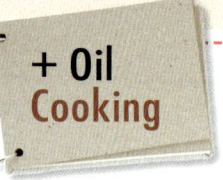

+ Oil Cooking

바쁠 때 최적!
드링크 메뉴

아침, 점심, 저녁으로 나눠 하루 최소 오일 섭취량 15cc를 마신다

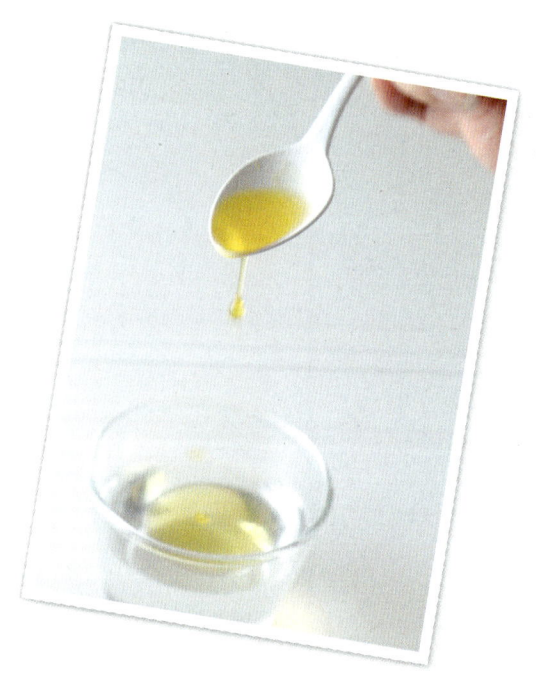

오일 초보자에게 추천! 조리하지 않고도 하루 섭취량을 섭취한다

　건강오일은 매일 적당량 섭취하는 것이 좋다. 하지만 일과 가사, 육아 등으로 좀처럼 요리할 시간이 없는 사람이 많다. 오일을 섭취하기 위해 일부러 요리를 하다가 피곤이 더해지거나 스트레스가 더 쌓인다면 무슨 의미겠는가. 무리하지 않는 것이 꾸준히 할 수 있는 비결이다.

　별도의 조리 없이 건강오일을 섭취하고 싶은 사람들에게는 음료에 오일을 넣어 먹는 방법을 추천한다. 아침은 주스나 스무디에, 점심은 수프에, 자기 전에는 따뜻한 음료에 오일을 넣어 먹는다. 작은술로 하나씩 3회 섭취하면 하루 최소 섭취량인 1큰술이 된다.

 Point 대부분의 건강오일은 개봉하는 순간부터 산화되기 시작한다고 보면 된다. 한 달 내에 다 쓰는 것이 이상적인데, 그러기 위해서는 매일 적당량을 섭취해야 한다. 음료에 오일을 첨가하는 것은 누구나 부담 없이 꾸준히 섭취할 수 있는 방법이다.

비타민 컬러 스무디

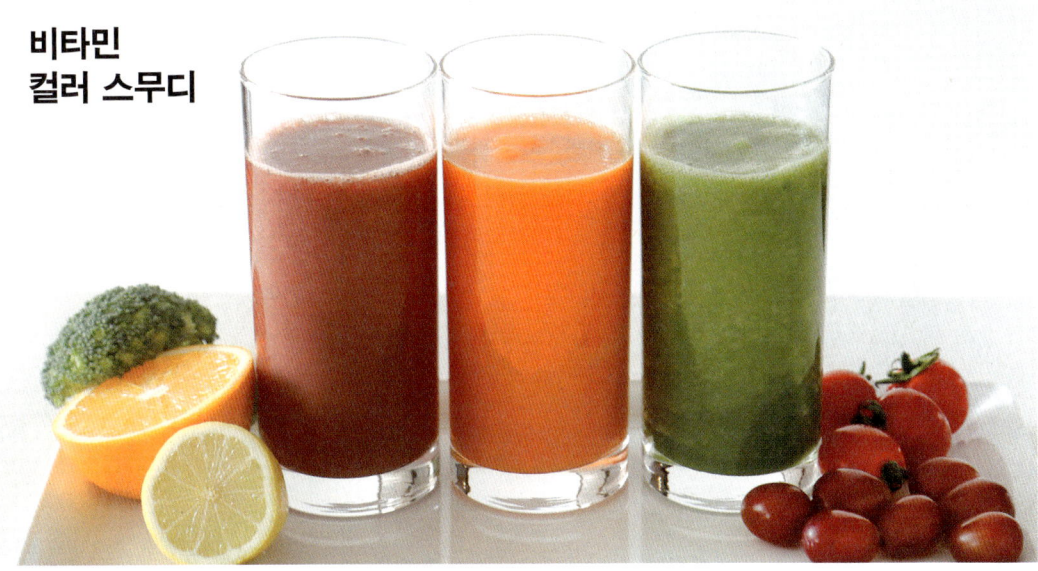

토마토&포도

재료(2인분)

방울토마토 …… 1팩
씨 없는 포도 …… 1송이
레몬 …… 1/2개
물 …… 100cc

만드는 법

재료들을 잘게 썰어 물과 함께 믹서에 넣고 간다. 분량 외의 물을 더 넣어 농도를 맞추고 추천 오일을 뿌려 마신다.

추천 오일

비타민C가 오렌지보다 약 20배나 더 함유된 로즈힙오일을 추천한다. 피부 미백과 지방 연소 효과가 있고 인슐린 분비를 촉진해 혈당치 상승을 억제한다.

당근&오렌지

재료(2인분)

오렌지 …… 2개   당근 …… 2개
레몬 …… 2개   생강 …… 1쪽
물 …… 150cc

만드는 법

재료들을 한 입 크기로 썰어 물과 함께 믹서에 넣고 간다. 분량 외의 물이나 꿀을 더 넣어 맛을 맞추고, 추천 오일 중 한 가지를 골라 뿌려 마신다.

추천 오일

부기가 고민이라면 사차인치오일을, 미백 효과를 원한다면 로즈힙오일을 추천한다. 올리브오일을 넣으면 활성산소 제거와 변비 해소 효과가 있다.

그린&사과

재료(2인분)

사과 …… 1개
양배추 …… 1/6개
브로콜리 …… 1/4개
시금치 …… 2~3포기
레몬 …… 1/2개
물 …… 100cc

만드는 법

재료들을 한 입 크기로 썰어 물과 함께 믹서에 넣고 간다. 분량 외의 물을 더 넣어 농도를 맞추고, 추천 오일 중 한 가지를 골라 뿌려 마신다.

추천 오일

사차인치오일, 아마씨유, 들기름 등 가열할 수 없는 오메가-3 계열 오일을 추천한다. 변비가 있다면 올리브오일을 넣어 장의 연동운동을 촉진시킨다.

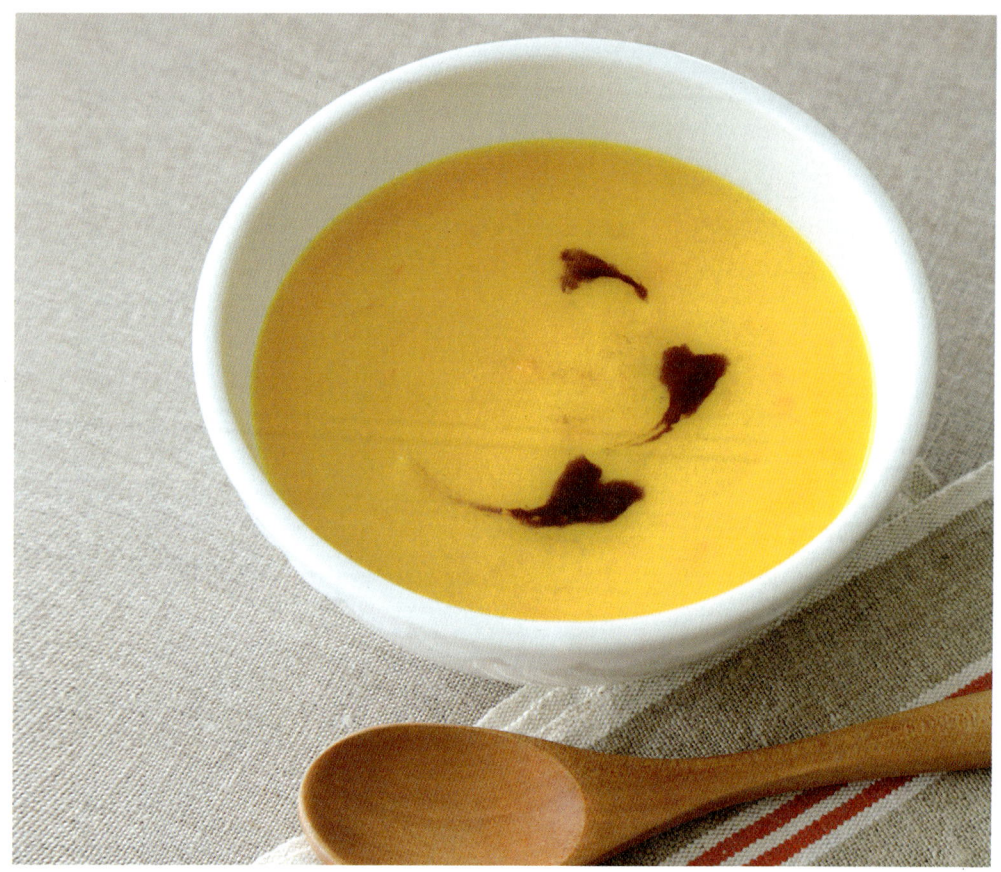

몸속부터 뜨끈뜨끈해지는
단호박 포타주

재료(4인분)

양파 …… 1/2개
두유 …… 50cc
단호박 …… 1/4개
쌀배아유 …… 1큰술
소금·후추 …… 약간씩
뜨거운 물 …… 200cc
마무리 오일 …… 1작은술

만드는 법

1. 달군 냄비에 쌀배아유를 두르고 얇게 썬 양파와, 껍질을 벗겨 잘게 썬 단호박을 넣어 부들부들해질 때까지 볶는다.
2. 채소에서 단물이 나오면 뜨거운 물을 붓고 소금을 넣어 삶는다.
3. 채소가 부드러워지면 믹서에 넣고 간다.
4. 3을 냄비에 다시 넣고 두유를 넣고 소금과 후추로 간을 맞춘다.
5. 그릇에 담고 마무리 오일을 뿌린다.

추천 오일
마무리로 호박씨유를 넣으면 노화 방지와 피부결 정돈, 비뇨기 질환과 전립선 비대증을 예방하는 효과가 있다.

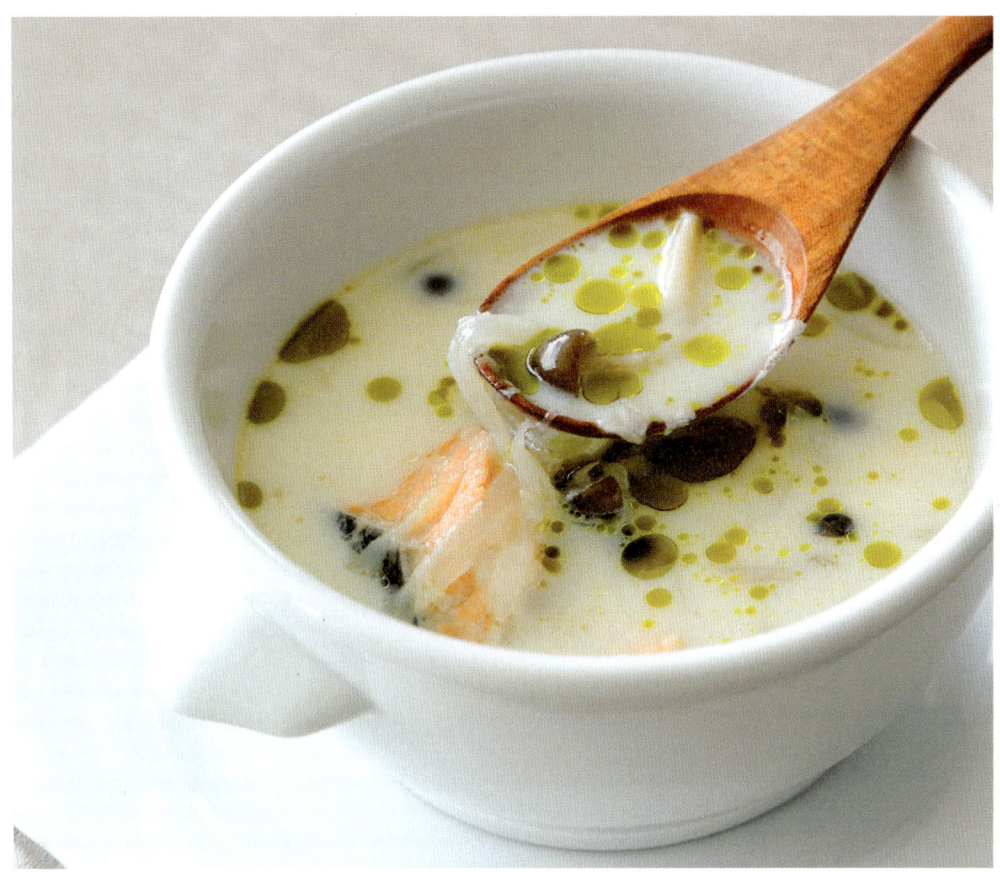

두유로 만드는
연어 차우더

재료(4인분)

양파 …… 1개
송이버섯 …… 1팩
저염 연어* …… 3덩어리
쌀배아유 …… 1큰술
누룩소금* …… 1/2작은술
따뜻한 물 …… 200cc
두유 …… 50cc
마무리 오일 …… 1작은술

* 생연어는 술과 소금에 10분간 절인 후 키친타월로 수분을 제거하고 먹기 좋은 크기로 잘라 쓴다.

* 누룩소금은 일반 소금보다 염분은 적으면서 감칠맛이 더 좋은 발효 소금이다. 일반 소금 혹은 천일염을 쓸 경우 양 조절에 신경을 쓴다.

만드는 법

1. 양파는 얇게 썰고, 송이버섯은 줄기를 잘라 다듬는다. 연어는 한 입 크기로 자른다.
2. 달군 냄비에 쌀배아유를 두르고 양파와 송이버섯을 넣어 볶는다.
3. 연어를 넣고 잠길 정도로 따뜻한 물을 붓고 삶는다. 연어가 익으면 두유를 넣고 누룩소금으로 간을 한다.
4. 그릇에 담고 마무리 오일을 뿌린다.

추천 오일
여성호르몬의 균형을 맞춰주는 헴프시드오일이 좋다. 사차인치 오일이나 코코넛오일도 어울린다.

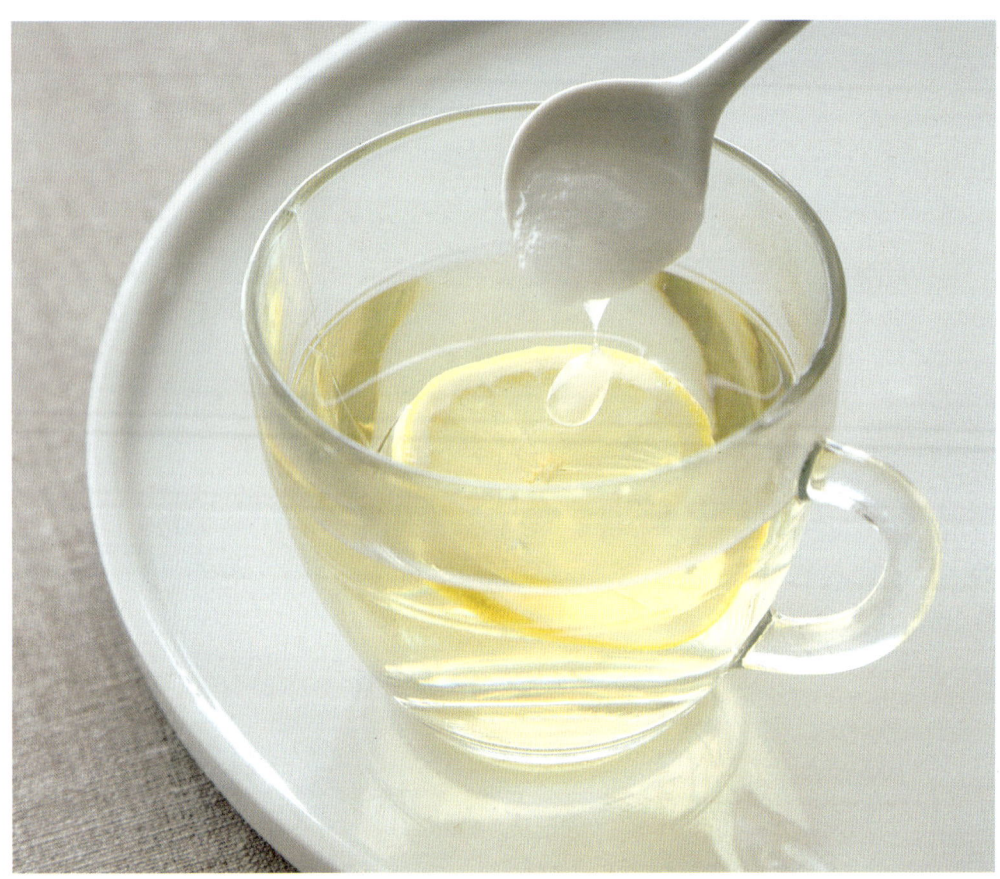

휴식 시간에 한 잔
카모마일×코코넛오일

재료(2인분)

카모마일(말린 것) …… 10g
물 …… 250cc
얇게 썬 레몬 …… 2조각
코코넛오일 …… 1작은술

만드는 법

1. 냄비에 물을 붓고 카모마일을 넣고 끓인다.
2. **1**을 걸러 컵에 담고 레몬을 넣는다.
3. 마무리로 코코넛오일을 떨어뜨린다.

추천 오일
다이어트 중이라면 코코넛오일이 가장 좋다.
알츠하이머성 치매 예방에도 효과적이다.

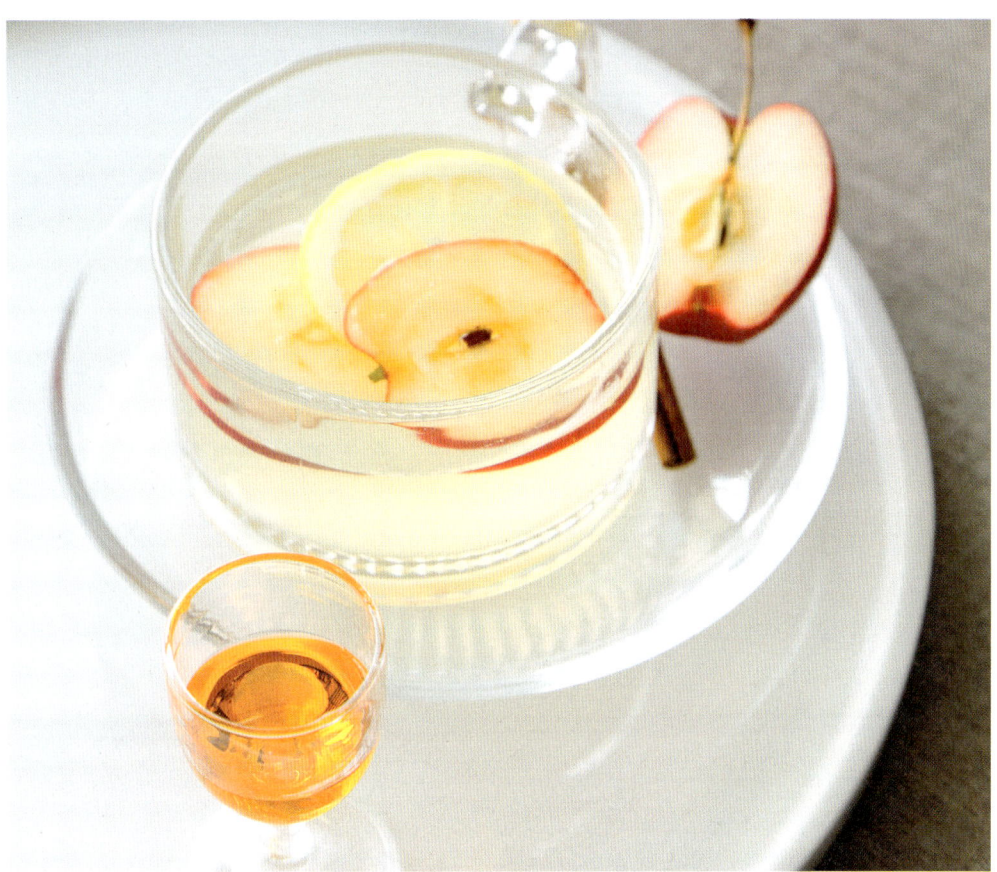

시나몬 향이 매력적인
핫 애플주스

재료(2인분)

사과 …… 1/2개
시나몬 스틱(또는 시나몬 가루) …… 2개
끓는 물 …… 250cc
사과주스 …… 적당량(원하는 만큼)
오일 …… 1작은술

만드는 법

1. 사과는 한 입 크기의 부채꼴 모양으로 썬다.
2. 사과를 컵에 넣고 시나몬 스틱 또는 시나몬 가루를 넣고 끓는 물을 붓는다.
3. 원하는 만큼 사과주스를 붓고 오일을 뿌린다.

추천 오일
안티에이징 효과를 원한다면 로즈힙오일을, 다이어트 중이라면 코코넛오일을 추천한다.

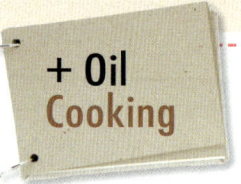

+ Oil Cooking

습관처럼 오일을 먹는다!
한 접시 메뉴

식물성 오일과 함께하는
한 접시 요리로 포만감과
만족감의 격이 높아진다

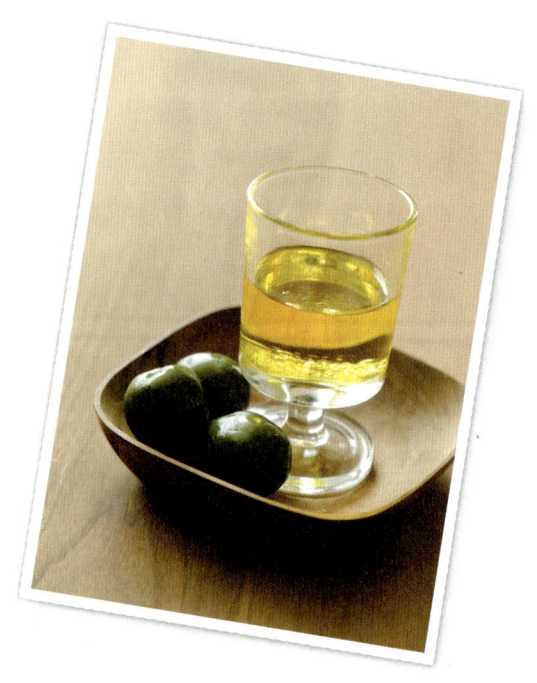

요리가 서툴러도 괜찮다, 오일로 '그럴듯한' 요리를 연출하자

    빈둥대고 싶은 휴일에 오일 요리를 즐겨보는 건 어떨까? 늦잠 자고 일어나서 오일과 함께하는 한 접시 요리로 브런치를 즐겨보자. 오일의 맛과 풍미가 살아 있는 샐러드, 생선 요리 등 카페 브런치 부럽지 않은 요리에 가족들도 즐거워할 것이다.

    오일은 디저트에도 잘 어울린다. 특히 견과류 오일은 당질 없이 산뜻한 단맛이 나기 때문에 아이스크림이나 초콜릿과 함께 먹으면 칼로리 이상의 만족감을 느낄 수 있다.

    한 접시이지만 '그럴듯한 요리'를 먹는 작은 사치를 만끽할 수 있다.

 Point 건강오일을 조미료처럼 써보자. 레몬, 마늘, 식초와 같이 강렬한 맛에 개성 있는 오일을 함께 사용하거나, 견과류 오일을 뿌리고 같은 견과류를 토핑하는 것도 추천한다. 맛을 매칭하다 보면 오일 요리의 전문가가 되어 있을 것이다.

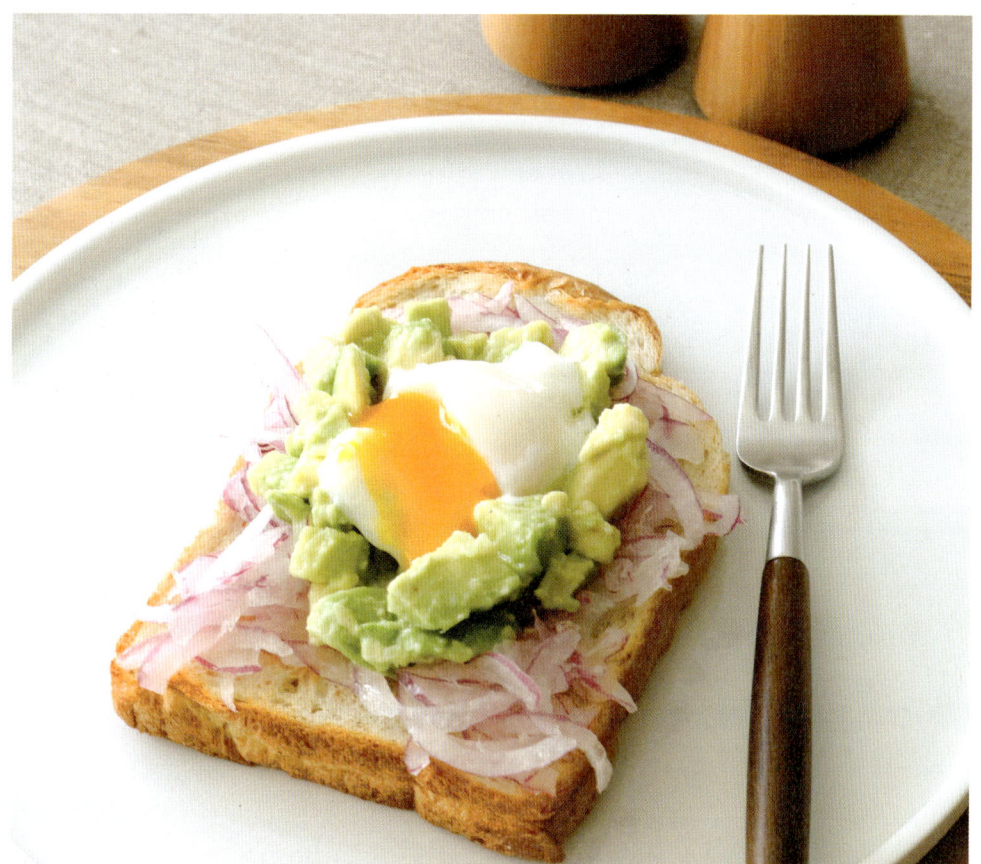

달걀프라이를 얹은
아보카도 토스트

재료(1인분)

토스트 …… 1장	코코넛오일 …… 1작은술
반숙 달걀 …… 1개	아보카도 …… 1/2개
매운맛을 뺀 양파 …… 10g	레몬 …… 1/2개
미강유 …… 2큰술	돌소금(암염)* …… 약간
사과식초 …… 1큰술	후추 …… 약간

* 돌소금(암염)은 국내에서는 구하기가 쉽지 않다. 천일염으로 대신해도 좋다.

만드는 법

1. 물에 담가 매운맛을 뺀 양파를 사과식초에 절인다.
2. 아보카도를 한 입 크기로 썰어 레몬과 함께 미강유에 재운다.
3. 토스트에 코코넛오일을 바르고 절인 양파와 아보카도, 반숙 달걀을 올린다.
4. 취향에 따라 돌소금과 후추를 뿌린다.

> **추천 오일**
> 재료를 재울 때는 특유의 향이나 맛이 없는 미강유를 쓴다. 다이어트 효과가 있는 코코넛오일을 쓰면 달콤한 맛이 나서 더욱 맛있게 먹을 수 있다.

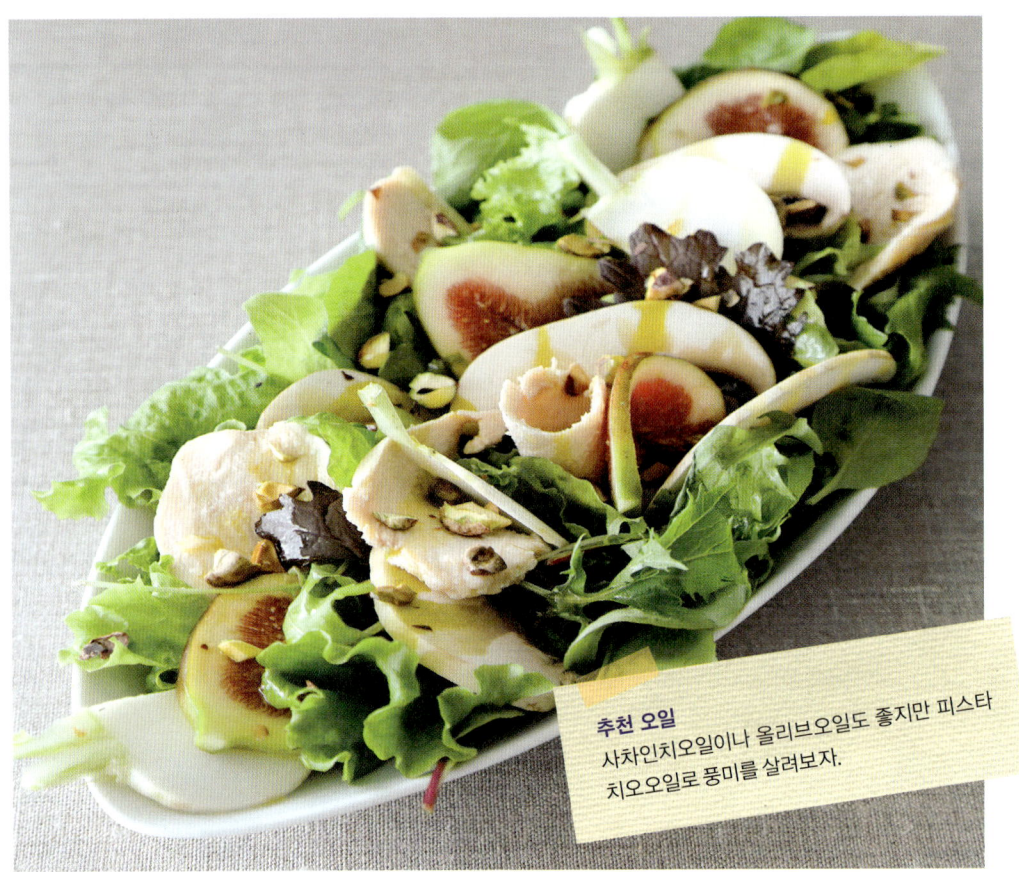

추천 오일
사차인치오일이나 올리브오일도 좋지만 피스타치오일로 풍미를 살려보자.

무화과와 피스타치오의 절묘한 조화
한 접시 샐러드

재료(2인분)

샐러드 채소 …… 4장
닭가슴살 슬라이스 …… 2~3장
버섯 …… 4개
무화과 …… 1개
무청 …… 1줄기
피스타치오 …… 8~10개
미강유 …… 1큰술
누룩소금 …… 2작은술
소금·후추 …… 약간씩
A(피스타치오오일 2작은술, 화이트와인식초 1작은술)

만드는 법

1. 닭가슴살 슬라이스, 누룩소금, 미강유를 비닐봉지에 넣고 비벼 섞어 밑간을 한다.

2. 1의 닭가슴살 슬라이스를 프라이팬에 놓고 약한 불에서 뚜껑을 덮은 채 굽는다. 가장자리가 하얗게 되어 생고기 느낌이 나지 않을 때까지 굽다가 뒤집어서 3분 정도 식힌다.

3. 접시에 샐러드 채소를 펼치고 슬라이스한 버섯, 한 입 크기로 자른 무화과, 무청, 익힌 닭가슴살 슬라이스를 얹는다.

4. 피스타치오를 골고루 뿌리고 A를 얹은 다음 취향에 따라 소금이나 후추로 마무리한다.

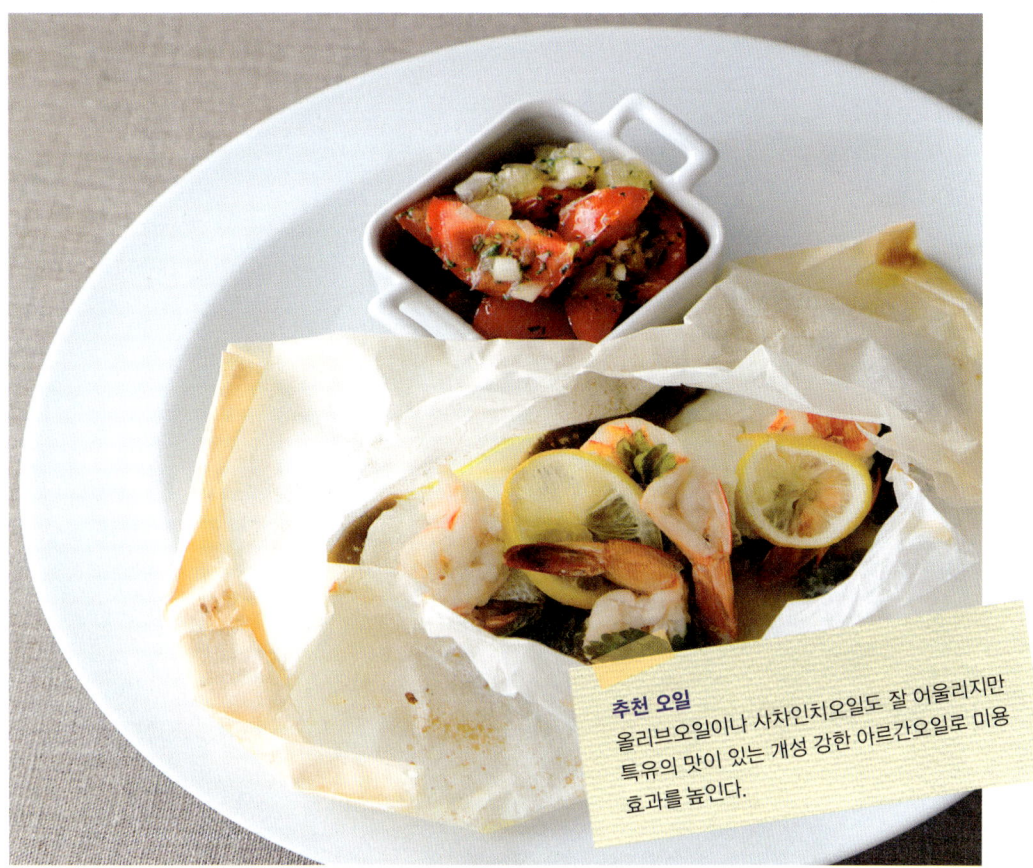

추천 오일
올리브오일이나 사차인치오일도 잘 어울리지만 특유의 맛이 있는 개성 강한 아르간오일로 미용 효과를 높인다.

종이포일로 감싼
해산물구이와 레몬토마토소스

재료(2인분)

버섯 …… 4개
저염 대구 …… 2토막
새우 …… 2~4개
이탈리안 파슬리 …… 적당량
레몬 …… 1/2개
A(네모 모양으로 썬 토마토 1/2개분, 얇게 썬 레몬 1/2개분, 잘게 썬 마늘 1쪽분, 잘게 썬 파슬리 1개분, 아르간오일 1작은술, 소금·후추 약간씩)

만드는 법

1. 버섯, 대구, 레몬을 먹기 좋은 크기로 썬다. 새우는 내장을 제거한다.

2. 종이포일에 **1**과 이탈리안 파슬리를 넣고 종이포일 모서리를 이중으로 감싸 오븐에서 10분간 센 불로 굽는다.

3. 종이가 펑 하고 벌어지면 완성.

4. 작은 그릇에 A의 재료들을 넣고 버무린다. 취향에 따라 소금과 후추로 간을 한다.

5. 접시에 **3**을 올리고 종이포일을 열어 **4**와 곁들여 먹는다.

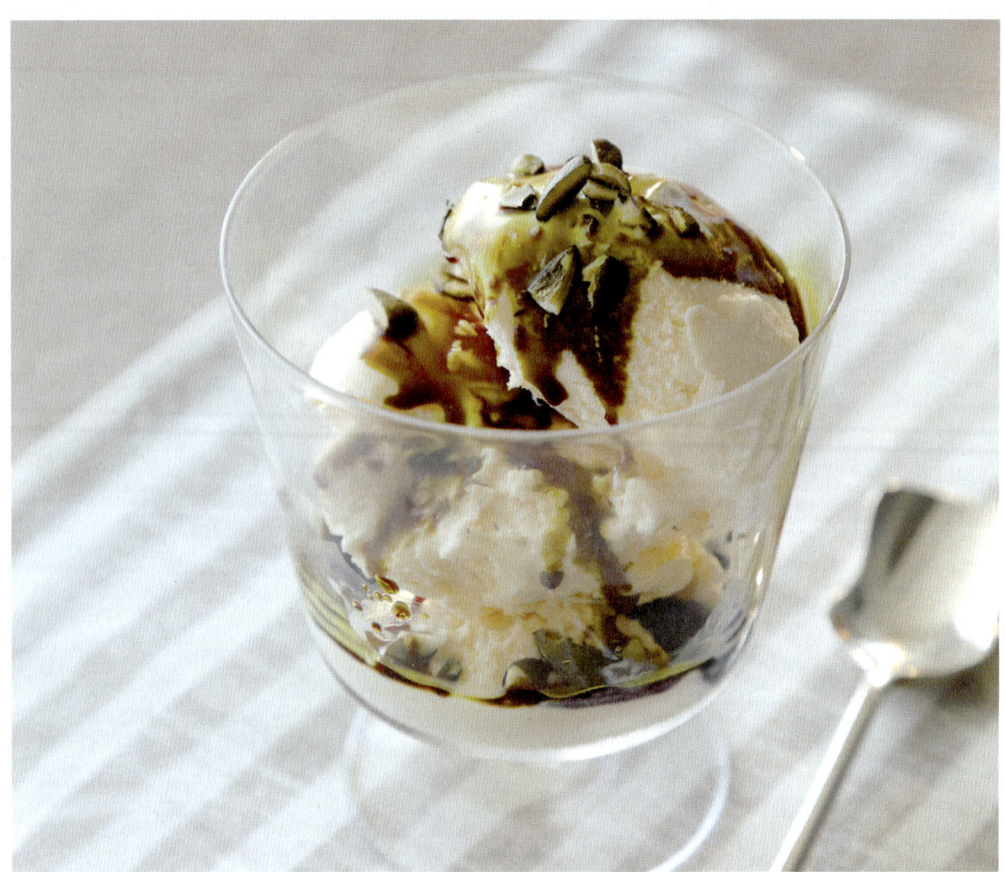

향긋하고 고소한
호박씨 바닐라 아이스크림

재료(1인분)

바닐라 아이스크림 …… 3큰술
호박씨 …… 4~5개
오일 …… 1작은술

만드는 법

1. 호박씨를 전자레인지에 살짝 돌린 후 잘게 부순다.
2. 그릇에 바닐라 아이스크림을 담는다.
3. 아이스크림에 호박씨를 뿌리고 오일을 뿌린다.

추천 오일
견과류 오일은 뭐든지 잘 어울린다. 호박씨유도 향긋하고 맛있다.

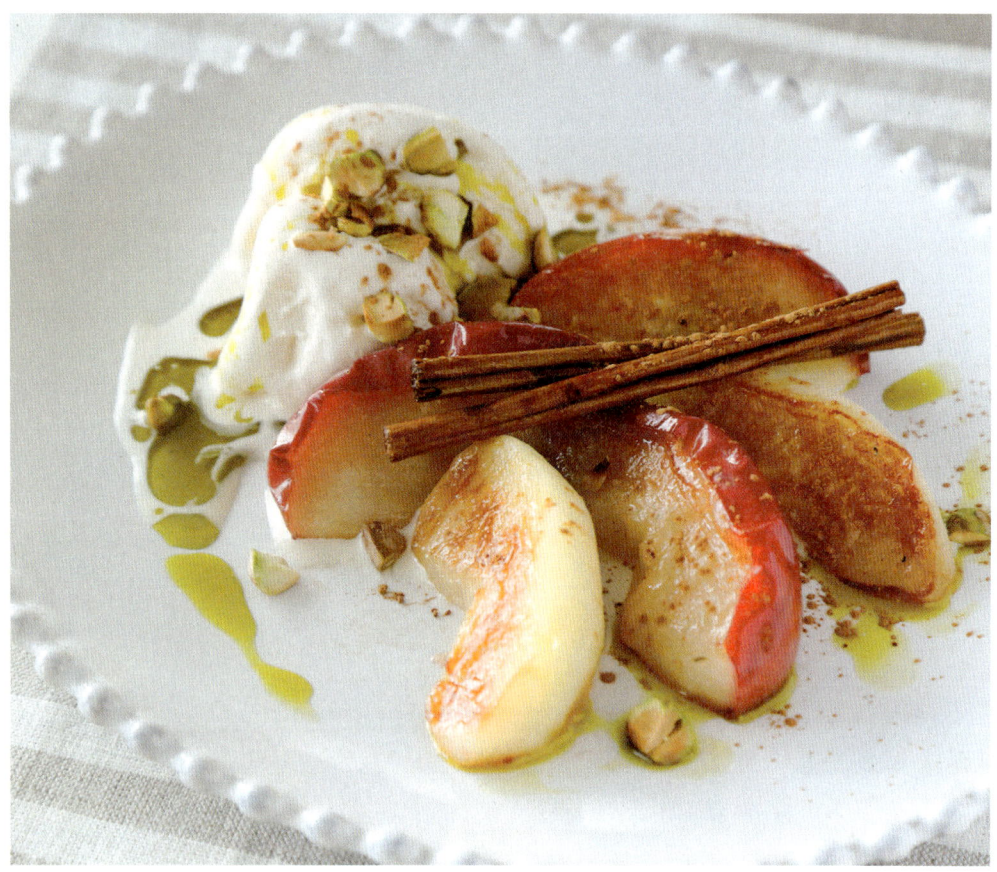

풍미 한가득
구운 사과 디저트

재료(1인분)

사과 …… 1/2개
바닐라 아이스크림 …… 1큰술
시나몬 스틱 …… 2개
시나몬 가루 …… 적당량
미강유 …… 1큰술
피스타치오 …… 4~5개
피스타치오오일 …… 1작은술

만드는 법

1. 프라이팬에 미강유를 두르고 반달 모양으로 자른 사과와 시나몬 스틱을 넣고 약한 불로 뒤집어가며 굽는다.
2. 사과가 살짝 탄 듯한 빛깔을 띠면 꺼낸다.
3. 접시에 사과를 놓고 시나몬 가루를 골고루 뿌린 다음 시나몬 스틱과 바닐라 아이스크림을 곁들인다.
4. 슬라이스한 파스타치오와 피스타치오오일을 뿌려 먹는다. 취향에 맞는 오일을 뿌려 먹어도 좋다.

추천 오일
피스타치오와 피스타치오오일을 함께 먹어보자.
견과류 오일은 어느 음식이든 잘 어울린다.

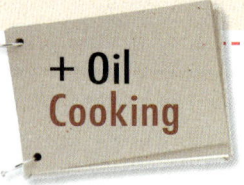

+ Oil Cooking

의외로 잘 어울린다!
오일 + 집밥

오일을 조미료로 사용하면
염분을 줄일 수 있다

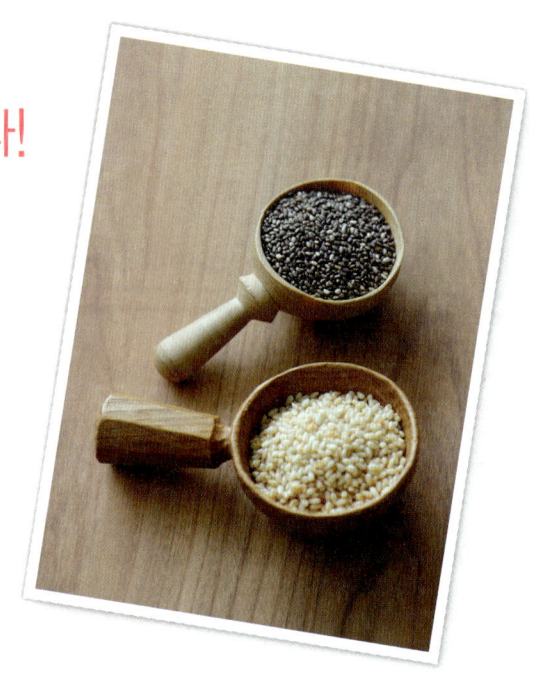

독특한 향이 있는 채소와 발효식품, 특이한 식재료도 오일과 잘 어울린다

애써 나에게 맞는 오일을 찾았는데 몇 번 먹다 말았다는 이야기를 종종 듣는다. 그렇다면 '오일+집밥'에 도전해보자. 의외라고 생각하겠지만, 정말 잘 어울린다.

두부, 흰 살 생선처럼 담백한 음식에 개성 있는 오일을 쓰고 나물무침, 낫또, 된장, 등 푸른 생선처럼 맛이 강한 음식에는 풍미가 있는 오일을 써보자. 맛이 새롭고, 놀라울 정도로 맛있다. 평소와 같은 메뉴이지만 오일을 넣는 것만으로 식단이 풍성해진다.

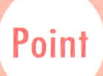 집밥에 오일을 넣으면 나물, 된장국 같은 담백한 음식도 풍성해진다. 가짓수는 적지만 만족감은 크다. 어떤 오일을 쓸 것인지는 직감으로 선택해보자. 오일만 바꿨을 뿐인데 꽤 정성을 들인 것 같은 맛이 난다.

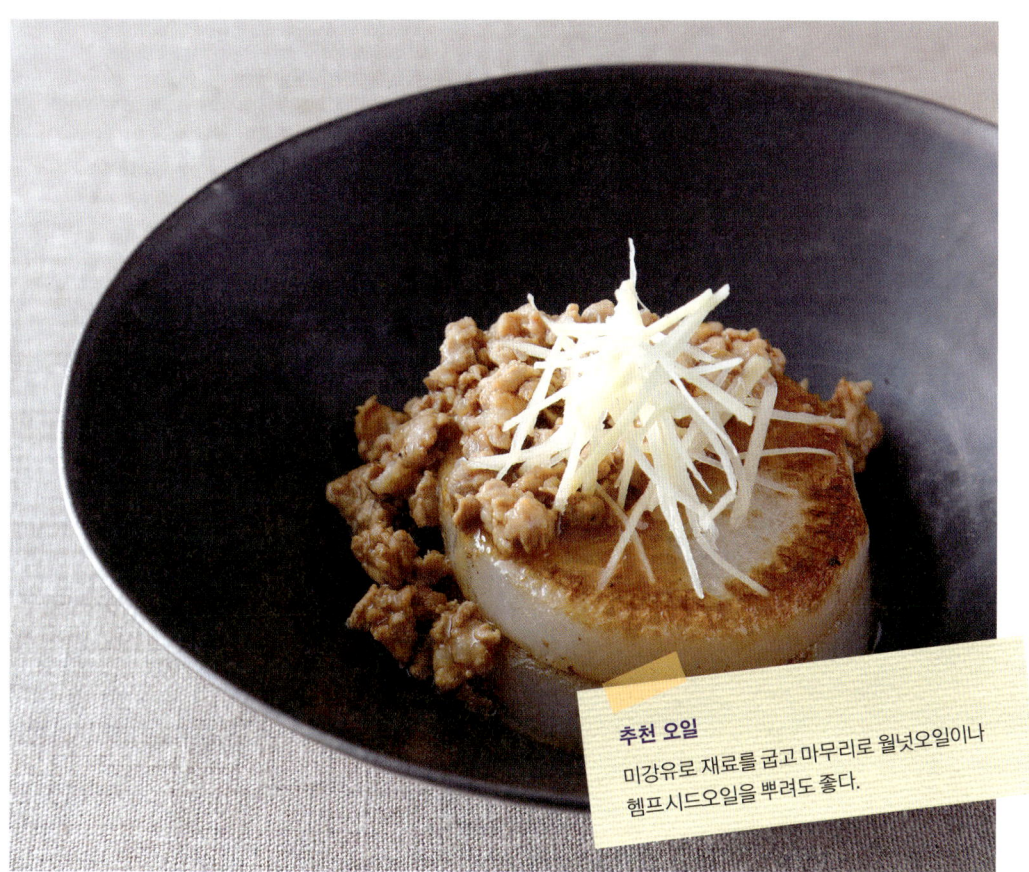

추천 오일
미강유로 재료를 굽고 마무리로 월넛오일이나 헴프시드오일을 뿌려도 좋다.

돼지고기소스를 곁들인
무 스테이크

재료(2인분)

무 …… 1/4개
다진 돼지고기 …… 150g
밀가루 …… 1작은술
물 …… 150cc
얇게 채 썬 생강 …… 적당량
코코넛오일 …… 1큰술
녹말 …… 1/2작은술
술 …… 1작은술
미림 …… 1작은술
간장 …… 1작은술

만드는 법

1. 무를 1cm 두께로 썬다.
2. 냄비 바닥에 무를 깔고 물과 밀가루를 넣고 센 불로 삶는다. 물은 버리지 않는다.
3. 무를 꺼내 키친타월로 물기를 제거한다.
4. 달군 프라이팬에 코코넛오일을 두른 후 삶은 무를 넣고 살짝 눈도록 뒤집어가며 굽는다.
5. 무를 한 쪽으로 모아두고 프라이팬 빈 곳에 다진 돼지고기를 넣어 볶는다. 술, 무 삶은 물, 미림, 간장으로 맛을 낸다.
6. 녹말을 같은 양의 물에 푼 뒤 **5**에 넣고 저어 국물을 걸쭉하게 만든다.
7. 접시에 **6**을 담고 얇게 채 썬 생강을 곁들인다.

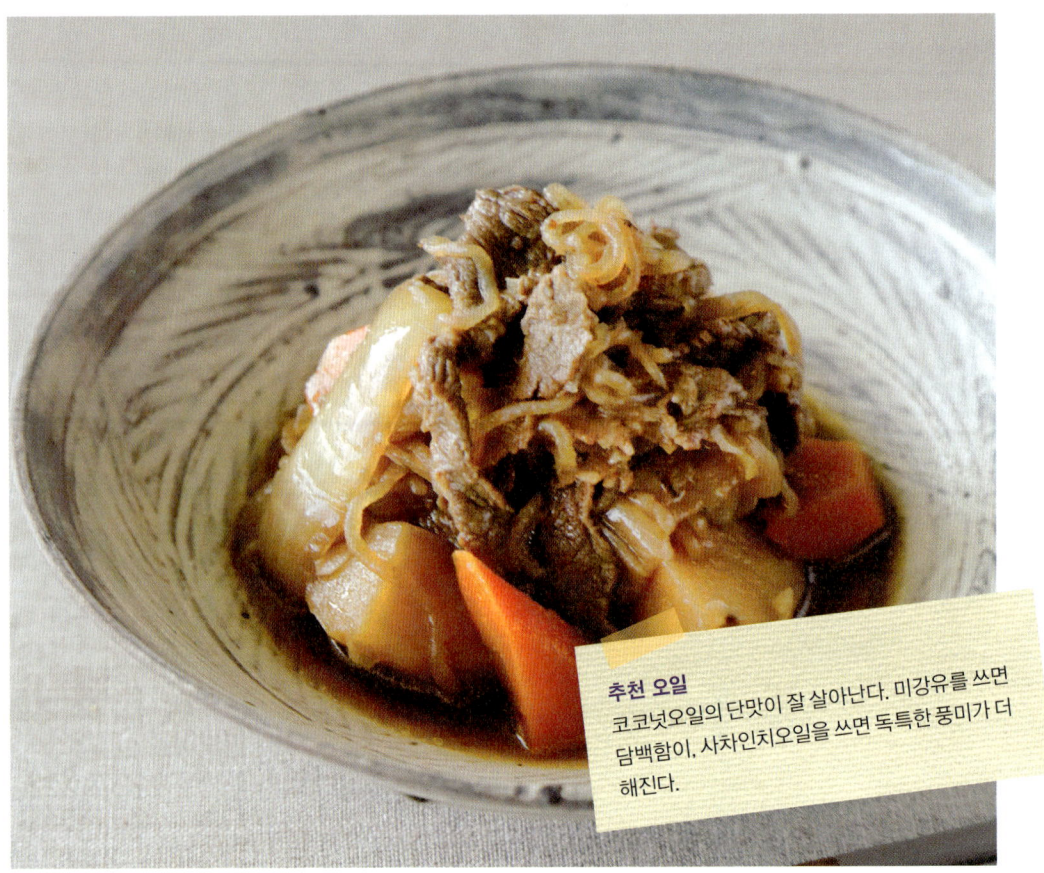

추천 오일
코코넛오일의 단맛이 잘 살아난다. 미강유를 쓰면 담백함이, 사차인치오일을 쓰면 독특한 풍미가 더해진다.

은은하게 코코넛 향이 나는
고기감자조림

재료(2인분)

감자 …… 3개	육수(혹은 물) …… 2컵
얇게 썬 소고기 …… 100g	술 …… 3큰술
실곤약 …… 1/2봉지	설탕 …… 1큰술
양파 …… 1/2개	미림 …… 2큰술
당근 …… 1/2개	간장 …… 3큰술
코코넛오일 …… 1큰술	

만드는 법

1. 감자는 껍질을 벗기고 4등분한 뒤 물에 담근다.
2. 양파는 얇게 썰고 당근은 깍두기 모양으로 썬다. 소고기는 한 입 크기로, 실곤약은 먹기 좋은 길이로 자른다.
3. 냄비에 코코넛오일을 두르고 달군 다음 소고기를 넣어 살짝 볶고 양파, 당근, 물기를 뺀 감자, 실곤약을 넣어 같이 볶는다.
4. 재료가 살짝 익으면 육수, 술, 설탕을 넣고 중간 불에서 5분간 더 익힌다.
5. 미림, 간장으로 떫은맛을 잡고 뚜껑을 덮어 다시 삶는다.
6. 육수가 졸아들면 완성.

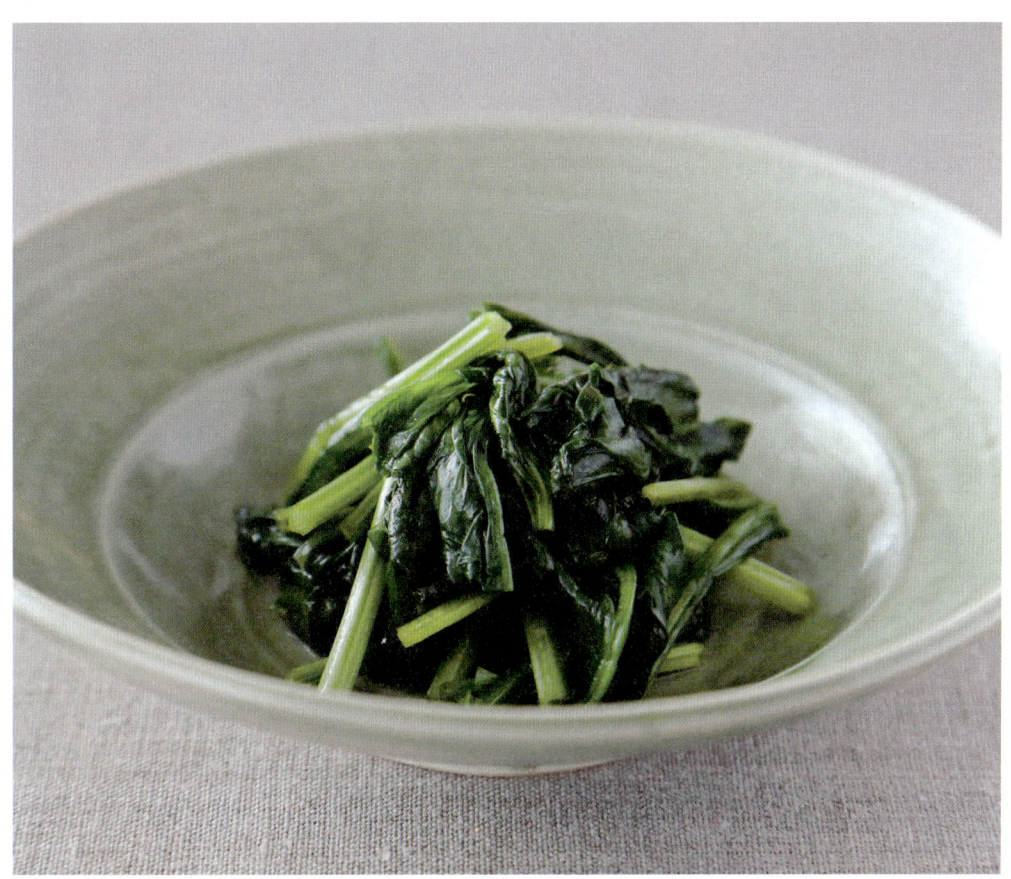

개성 있는 오일이 어우러진
시금치무침

재료(2인분)

시금치 …… 1단
소금 …… 적당량
간장 …… 약간
설탕 …… 약간
오일 …… 1작은술

만드는 법

1. 팔팔 끓는 물에 소금과 함께 시금치를 넣는다.
2. 살짝 데쳐진 시금치를 건져 소쿠리에 담고 차가운 물로 헹군다.
3. 시금치는 꼭 짜서 물기를 빼고 먹기 좋은 길이로 썬 후 간장과 설탕으로 간을 맞춘다.
4. 그릇에 담고 취향에 맞는 오일을 뿌린다.

추천 오일
나물에는 들기름이나 아마씨유처럼 특색 있는 오일이 어울린다. 월넛오일로 풍미를 살리는 것도 좋다.

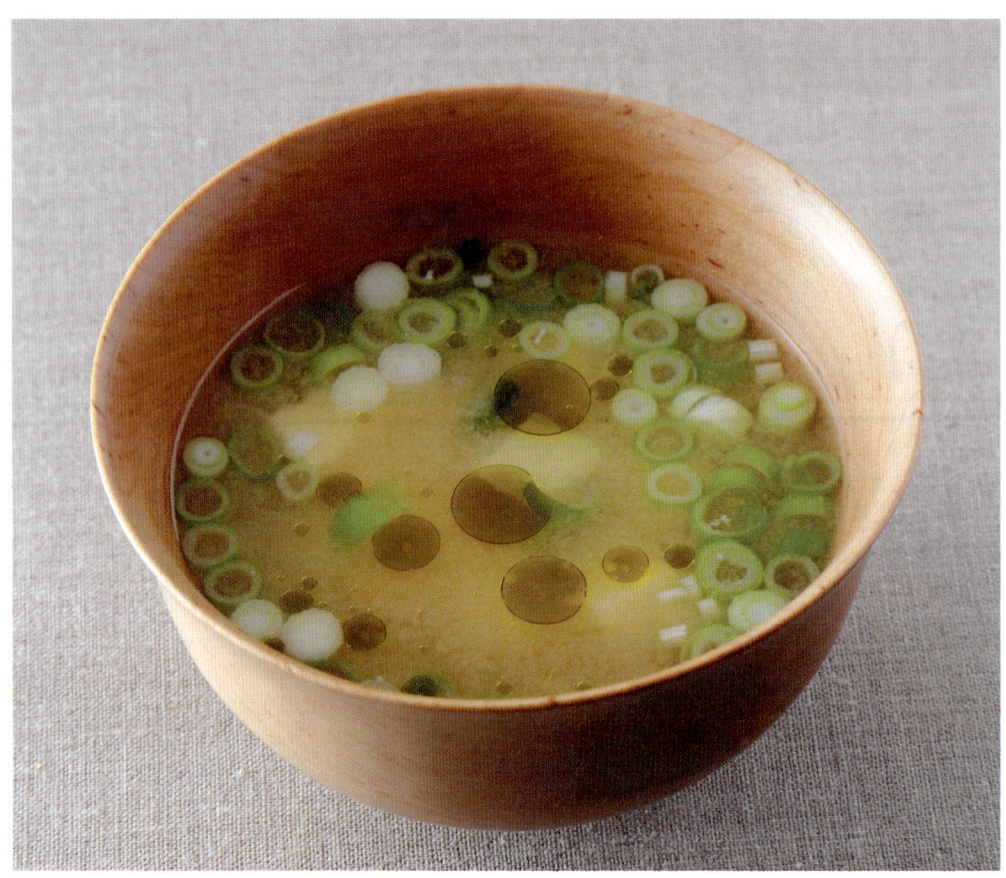

매일 먹고 싶은
오일 된장국

재료(1인분)

된장국 …… 1그릇
오일 …… 1작은술

만드는 법

1. 된장국을 만든다.
2. 그릇에 담고 오일을 넣는다.

> **추천 오일**
> 된장국 본연의 맛을 살리고 싶다면 미강유를 추천한다. 그렇지 않다면 나에게 필요한 효능이 있는 오일을 넣는다.

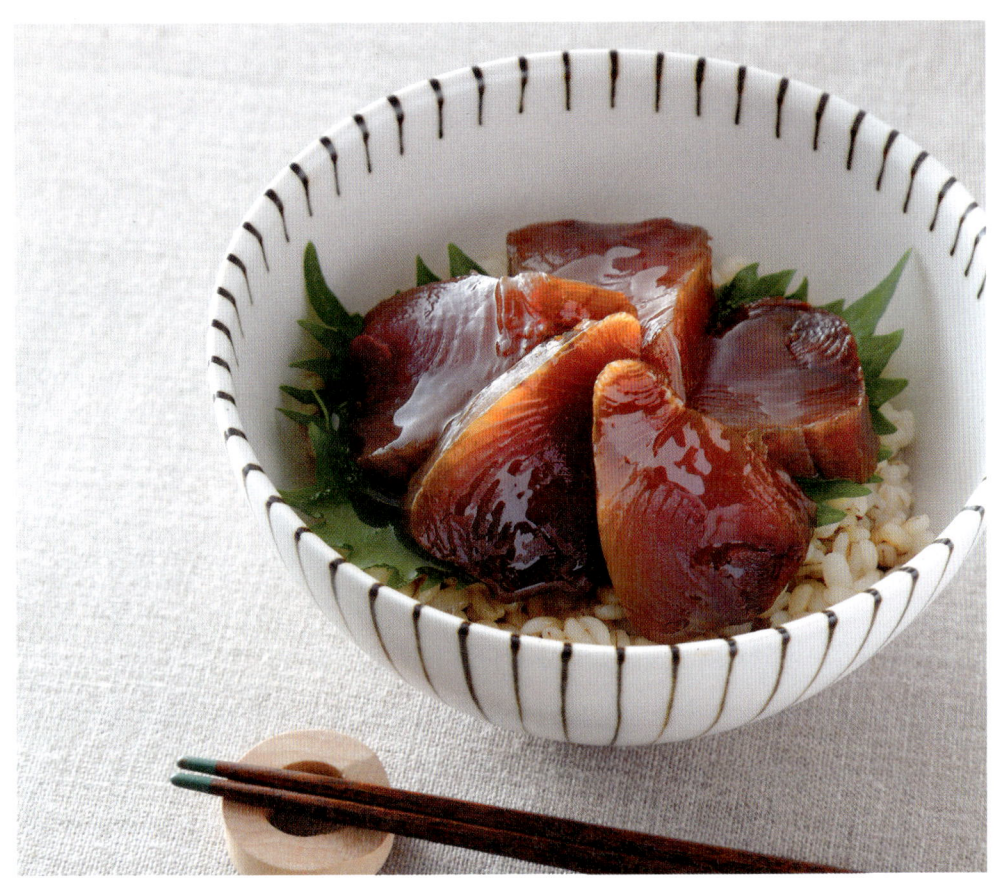

오곡으로 만드는
가다랑어 덮밥

재료(1인분)

가다랑어 …… 5토막
오곡밥 …… 1공기
깻잎 …… 2장
A(간장 2작은술, 미림 2작은술)
오일 …… 1작은술

만드는 법

1. 가다랑어를 A에 30분간 재운다.
2. 밥공기에 오곡밥을 담고 깻잎을 깐 뒤 **1**을 올린다.
3. 오일을 밥에 골고루 뿌리거나 A의 재료와 함께 섞어 찍어 먹어도 좋다.

> **추천 오일**
> 헴프시드오일이나 사차인치오일도 좋지만 가다랑어와 들기름의 조합은 재료의 맛을 살려 준다.

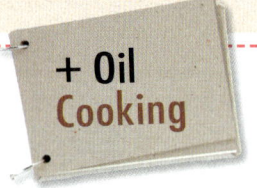

오늘은 파티 데이!
접대용 메뉴

오일의 놀라운
향신료 기능

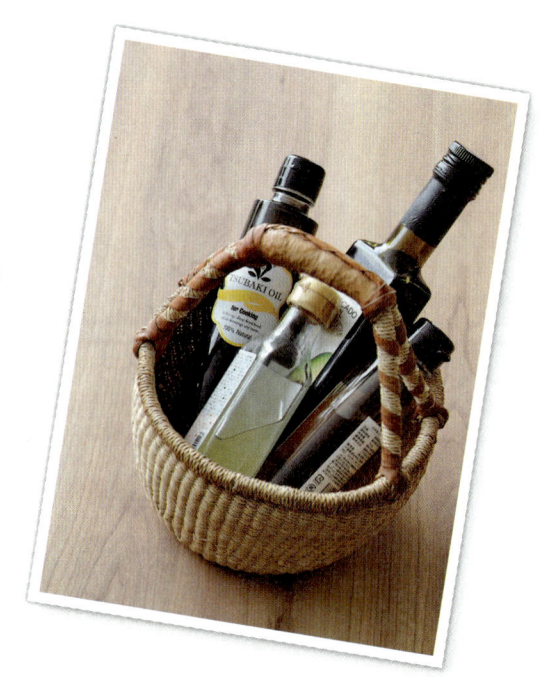

오일을 능숙하게 다룬다면 간단한 요리도 프로처럼

　건강오일은 매일 먹는 음식에서 빠질 수 없다. 그뿐만 아니라 손님이 왔을 때 내놓는 음식에 활용하면 큰 수고를 들이지 않고 레스토랑에서 먹는 것처럼 맛을 낼 수 있다.
　식물의 에너지가 응축된 오일은 다양하고 깊이 있는 맛과 향이 있어 소스나 드레싱에 넣으면 요리 고수라는 인상을 줄 수 있다. 손님들도 "이거 진짜 직접 만든 거야?" 하고 놀랄 것이다.
　오일 마니아들이 모이는 파티라면 오일 테이스팅을 해보자. 오일 이야기로 꽃을 피우는 즐거운 시간이 될 것이다.

Point　접대용 메뉴에도 오일을 '뿌리는' 것이 기본이다. 처음에는 그대로 먹어보고 그다음에는 오일을 뿌려 먹는 식으로 맛의 변화를 연출해보자. 단, 칼로리가 높아지지 않도록 삶거나 찌고 데치는 식으로 조리한다.

삶은 채소와 파테로
오일 테이스팅하기

재료(2인분)

각종 채소(뿌리채소, 잎채소, 버섯 등) …… 적당량
파테* …… 적당량
좋아하는 오일 …… 적당량

만드는 법

1. 채소를 먹기 좋은 크기로 썰어 삶는다.
2. 파테도 먹기 좋은 크기로 썬다.
3. **1**과 **2**를 큰 접시에 담는다.
4. 좋아하는 오일을 작은 그릇에 덜어 담고 오일 테이스팅을 한다.

* 파테는 페이스트리 반죽으로 만든 파이 크러스트에 고기, 생선, 채소 등을 갈아 만든 소를 채워 오븐에 구운 프랑스 전통 요리이다.

추천 오일
과육류, 씨앗류, 견과류 등 다양한 종류가 있으니 맛과 향의 폭을 넓혀 오일 테이스팅을 즐기자.

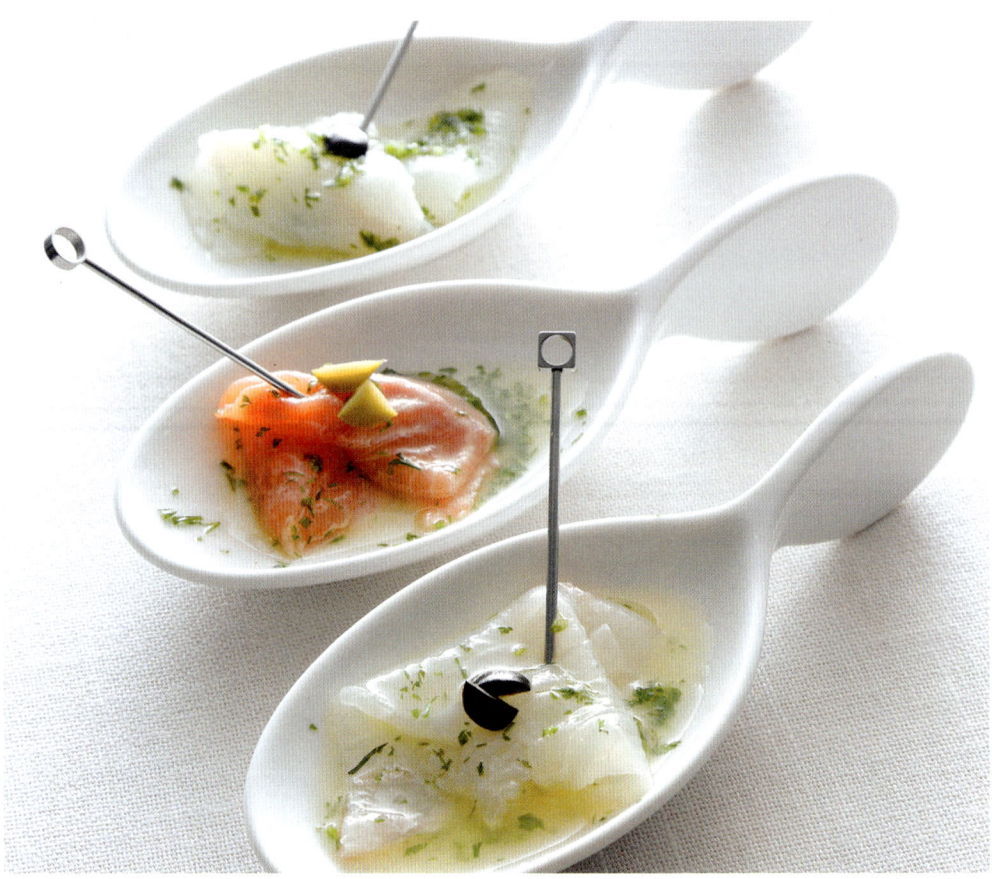

서로 다른 맛을 음미하는
3가지 카르파치오

재료(1인분)

한 입 크기의 도미 ······ 2토막
한 입 크기의 넙치 ······ 2토막
한 입 크기의 연어 ······ 2토막
레몬즙 ······ 1개분
허브(딜, 파슬리, 이탈리안 파슬리 등) ······ 적당량
소금·후추 ······ 약간씩
오일 ······ 적당량

만드는 법

1. 납작한 접시에 소금, 후추, 레몬즙, 잘게 썬 허브를 전체적으로 깔고 생선을 얇게 썰어 올린다.
2. 생선 위에 소금, 후추, 레몬즙*을 뿌리고 오일, 허브를 골고루 뿌린다.
3. 접시에 랩을 씌워 냉장고에 넣었다가 먹는다.

*레몬즙을 너무 많이 뿌리면 생선이 하얗게 변하므로 적당히 뿌렸다가 먹을 때 듬뿍 뿌리는 게 좋다.

추천 오일
사차인치오일, 올리브오일이 잘 어울린다. 아르간 오일과 허브, 레몬도 궁합이 좋다.

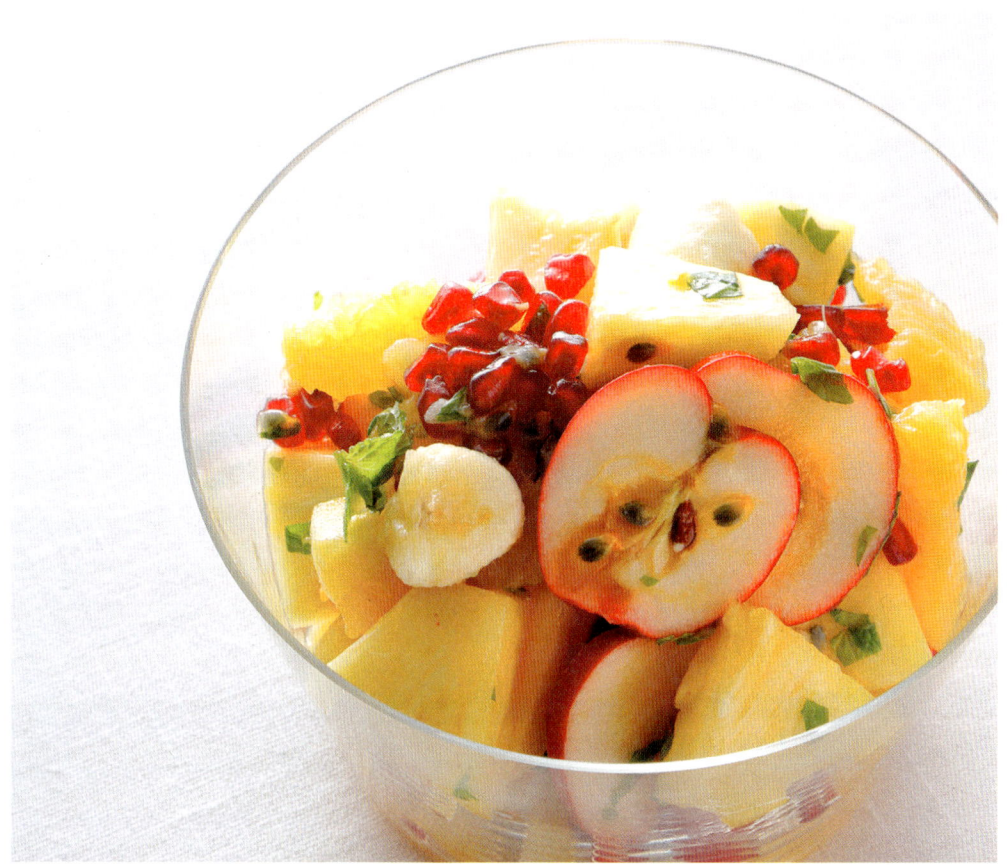

비타민이 듬뿍 들어 있는
과일 샐러드

재료(1인분)

과일(파인애플, 미니 사과, 오렌지, 석류 등) …… 적당량
잘게 썬 허브 …… 적당량
오일 …… 적당량
레몬즙(취향에 따라 꿀이나 설탕 첨가) …… 약간

만드는 법

1. 과일을 먹기 좋은 크기로 썰고 허브와 오일, 레몬즙을 골고루 뿌려 섞는다.

추천 오일
은은하게 꽃향기가 나는 로즈힙오일은 신맛까지 있어서 과일과 잘 어울린다.

치미추리소스를 곁들인
로스트 치킨

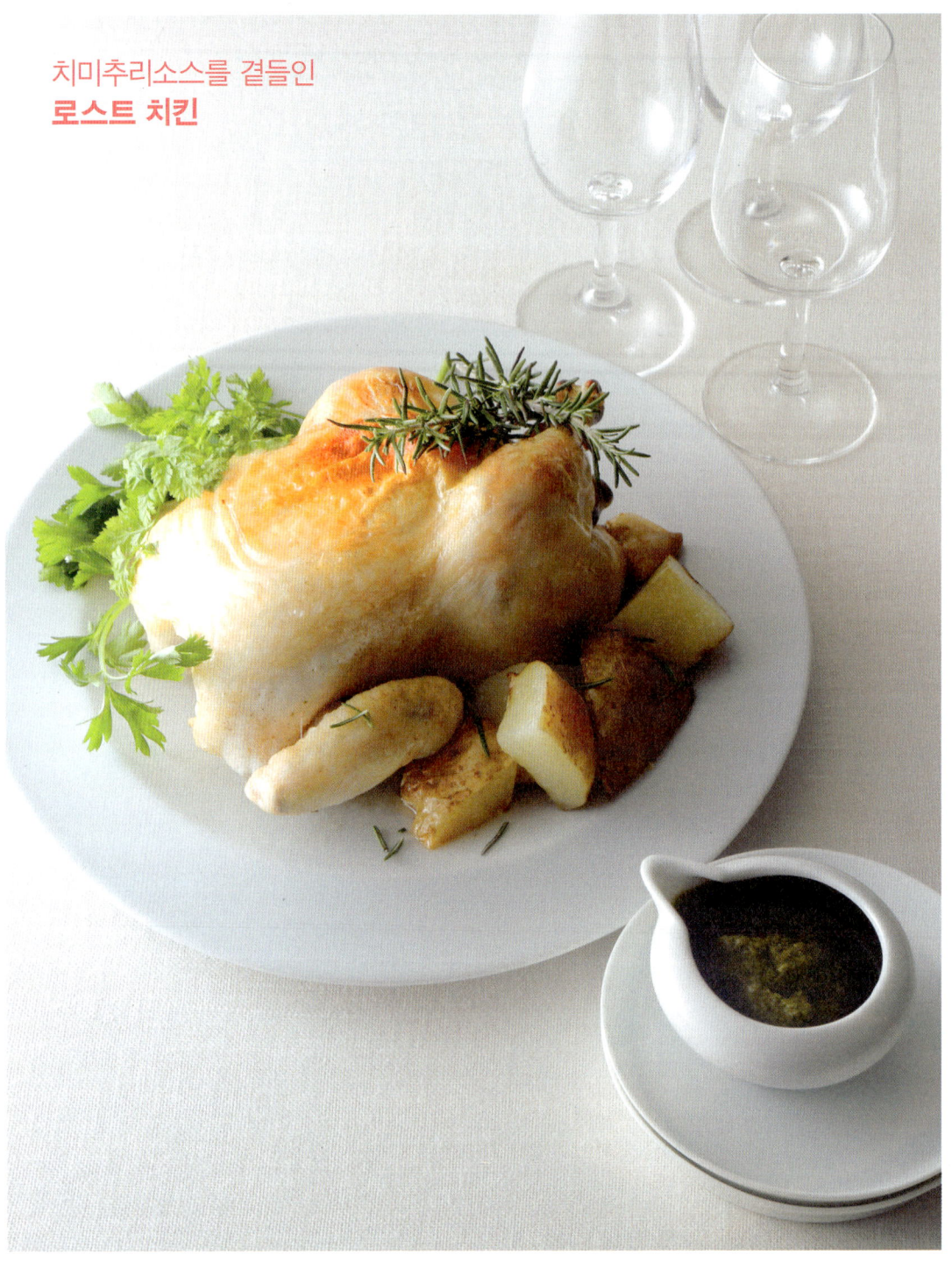

재료(4인분)

생닭 …… 1마리
통마늘 …… 1개
파슬리 …… 2줄기
미강유 …… 1큰술
감자 …… 1개
소금·후추 …… 적당량
치미추리소스(마늘 2~3쪽, 파슬리 3개, 고수 잎 1장, 레몬 1개, 커민씨 1작은술, 고추 1개, 오일 150cc, 소금 적당량)

만드는 법

1. 생닭 안에 소금, 후추, 통마늘, 파슬리 줄기를 넣고 겉에도 전체적으로 소금과 후추로 간을 한다.
2. 오븐 선반에 쿠킹시트를 깔고 가운데에 생닭을, 주변에 적당히 썬 감자를 놓고 미강유를 골고루 뿌린다.
3. 200℃에서 1시간을 굽는다. 가끔 상태를 살피면서 육즙을 전체적으로 뿌려준다.
4. 닭다리 안쪽의 껍데기를 벗겨봐서 뼛속까지 하얗게 익으면 완성.
5. 치미추리소스는 싹을 제거한 마늘과 다른 재료들, 오일 절반을 믹서에 넣고 갈다가 남은 오일을 넣고 소금으로 간을 맞추어 만든다. 닭고기와 함께 먹는다.

추천 오일
사차인치오일, 올리브오일, 아르간오일 등을 추천한다.

오일 미용 Q & A
오일에 대한 궁금증을 풀어드립니다!

Q 아마씨유가 몸에 좋다고 해서 요리할 때 쓰고 있습니다. 볶을 때도 쓰는데 괜찮을까요?

A 아마씨유를 비롯한 오메가-3 지방산은 충분히 섭취하기 쉽지 않은 오일입니다. 적극적으로 섭취하는 게 중요하지만 열, 공기, 빛에 약합니다. 양질의 오일을 효과적으로 섭취하려면 임계온도를 지켜 사용해야 합니다. 임계온도를 넘어가면 트랜스지방산으로 변질되어 생활습관병에 걸릴 위험이 높아집니다.

Q 80세인 어머니는 아깝다면서 튀김에 사용한 오일을 걸러서 몇 번씩 사용하세요. 괜찮은가요?

A 오일은 열, 공기, 빛에 약해서 시간이 지나면 쉽게 산화됩니다. 산화한 오일은 과산화물질이 많이 발생하고 결국 생활습관병에 걸릴 위험성을 높이는 트랜스지방산도 발생합니다. 아깝겠지만 건강을 위해서 신선한 오일을 쓰는 게 좋습니다.

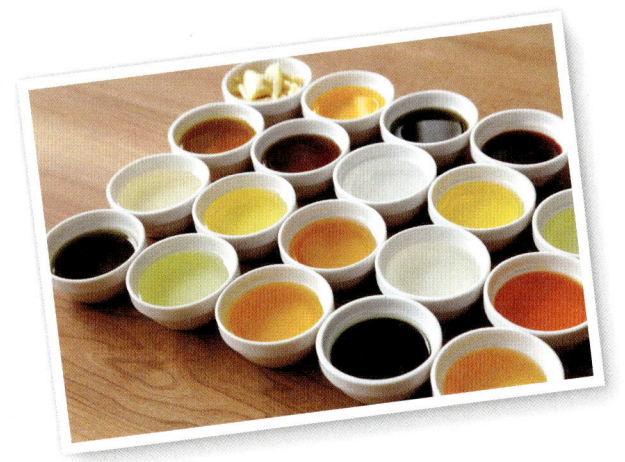

Q 코코넛오일이 다이어트에 좋다고 해서 매일 먹고 있는데, 전혀 변화가 없습니다. 뭐가 문제일까요?

A 코코넛오일에는 에너지 대사에 효율적인 중쇄지방산이 풍부하게 들어 있어서 다이어트에 효과적입니다. 하지만 1일 적정 섭취량을 초과해 섭취하면 오히려 역효과가 납니다.

먹는 오일은 '더하는 미용법'이 아닌 '바꾸는 미용법'입니다. 먼저 식생활을 되짚어보면서 오일을 얼마나 섭취하고 있는지 체크해보세요. 특히 여성분들은 유제품이나 견과류에 들어 있는 '숨겨진 지방'을 섭취하는 경우가 많습니다. 되도록 불필요한 오일은 빼고 좋은 오일을 섭취하도록 신경 써보세요.

Q 먹는 오일로 올리브오일을 쓰고 있습니다. 엑스트라 버진 오일인데 피부 마사지를 할 때 써도 될까요?

A 먹는 오일을 스킨케어 등 미용 목적으로 써도 되느냐는 질문을 많이 받습니다. 먹는 오일로는 식물이 가진 피토케미컬과 지용성 비타민을 풍부

하게 섭취하기 위해 최소한으로 정제한 것이 좋습니다. 식용으로 정제하면 분자가 크기 때문에 피부에 잘 흡수되지 않고 열, 공기, 빛에 변질되기 쉽습니다. 그래서 피부 위에서 산화된 오일 때문에 트러블이 생길 수도 있습니다. 목적에 맞게 먹는 오일은 먹을 때만, 미용오일은 피부에만 쓰는 것이 좋습니다.

Q 방송에서 좋은 오일이 소개될 때마다 구입합니다. 여러 오일을 매일 써도 괜찮은가요?

A 여러 가지 오일을 같이 써도 큰 문제는 없지만 하루에 섭취하는 지방질은 총 에너지량의 20~25%를 유지해야 합니다. 너무 많이 섭취하는 것은 좋지 않습니다. 또 기능성 오일의 효과를 기대하고 여러 개의 오일을 사용하면 효과를 알기 어렵고 오히려 효과가 떨어지는 경우도 있습니다. 한 번에 여러 가지를 섭취하지 말고 한두 가지로 줄이고, 3개월을 주기로 상태를 보면서 섭취하는 게 좋습니다.

Q 1년 전에 샀던 오일이 찬장에 있는 것이 생각나 다시 쓰려고 하는데 괜찮을까요?

A 오일은 쉽게 산화되기 때문에 개봉 후 1~3개월 안에 다 써야 합니다. 오일 중에서도 산화되기 쉬운 아마씨유나 들기름과 같은 오메가-3 지방산은 개봉 후엔 냉장 보관하고 1개월 안에 다 쓸 것을 권장합니다. 찬장에 넣어 두고 까맣게 잊어버려 오래된 오일은 쓰지 않는 것이 좋습니다.

Q 오일을 피부에 바르면 산화되어 색소침착이 일어나지 않나요?

A 대부분의 오일은 열과 공기, 빛에 약한 성질을 가지고 있기 때문에 피부에 바르면 산화되어 색소침착이 일어날 수 있습니다. 색소침착을 방지하기 위해서는 산화안정성이 높은 것을 써야 합니다. 산화안정성이 가장 뛰어난 오일은 호호바오일입니다. 370℃에서 4일 동안 있어도 산화되지 않을 정도랍니다.

Q 잡지에서 건조한 피부 관리에 미용오일이 좋다는 걸 보고 바로 해봤는데 오히려 여드름이 더 났습니다. 제 피부에 오일이 안 맞는 걸까요?

A 우리의 피부는 피지라는 장벽이 보호하고 있습니다. 피지는 몇 가지 지방질로 구성되어 있으며 나이, 성별, 계절에 따라 그 양이 달라집니다. 스킨케어에 오일을 쓰고 여드름이 났다면 사용한 오일에 함유된 지방산이 피부에 있는 토착 세균을 번식시켰거나 모공에서 지방질이 산화되어 블랙헤드가 되고 염증을 일으킨 것 같습니다. 둘 중 어떤 경우라도 잘못된 오일을 선택한 것이 원인입니다. 지성 피부이거나 여드름성 피부라면 올레산이 많지 않고 산화안정성이 높은 오일을 선택해야 합니다.

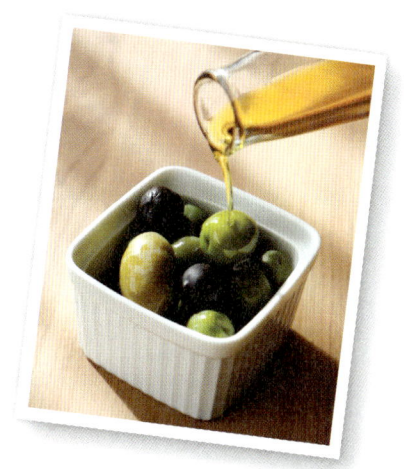

마치며

'사람은 좋은 물과 오일이 있다면 건강하고 아름답게 살 수 있다.'

저희 할머니가 입버릇처럼 하시던 말씀입니다. 이 말을 듣고 자란 엄마는 화장품 회사의 상품 개발 일을 거쳐 미국에서 오일 미용의 일인자인 할 퍼셀 박사를 만난 이후로 호호바오일 화장품 회사를 설립했습니다. 저도 20대 후반에 뷰티 업계에 입문해서 퍼셀 박사에게 오일에 대해 배우고 오일 테라피스트로서 기초를 닦았습니다.

올해 열세 살이 된 딸아이는 어릴 때부터 피부가 약하고 알레르기도 있었습니다. 그때 딸에게 필요한 오일을 음식과 스킨케어로 섭취하도록 했고 놀랄 정도로 좋아졌습니다. 자신에게 딱 맞고 질이 좋은 식물성 오일로 체질을 바꿀 수 있다는 것을 딸아이를 통해 배우게 된 것이죠. 할머니와 어머니, 그리고 저, 딸까지 세대를 뛰어넘어 오일과 신기한 인연을 이어오고 있다는 생각이 들었습니다.

책을 내자는 이야기를 들었던 순간의 감동은 지금도 또렷하게 기억하고 있습니다. 오일에 대해서라면 1년 365일, 24시간 동안 지치지 않고 얘기할 수 있지만 여기까지 끝없이 먼 길을 달려왔습니다. 그 과정에서 다양한 사람들을 만났고 많은 도움을 받았습니다. 그 분들이 없었다면 이 책은 물론이고 지금의 저도 없었을 겁니다.

특히 저를 가르쳐주신 어머니와 퍼셀 박사는 본인의 삶 자체를 통해 오일의 훌륭함을 알려주었습니다. 또한 일반사단법인 일본오일미용협회를 만들고 현재까지 보잘것없는 저의 오일에 대한 열정에 공감하고 지지해준 협회 관계자분들께 깊은 감사를 드립니다.

일본의 오일 미용은 열풍을 넘어 하나의 문화로 새로운 시대를 맞이하고 있습니다. 이 책이 독자 여러분에게 수많은 훌륭한 오일 중에서 자신에게 필요한 오일이 무엇인지, 어떻게 써야 하는지를 알려주는 길잡이 역할을 하면 좋겠습니다.

유키에

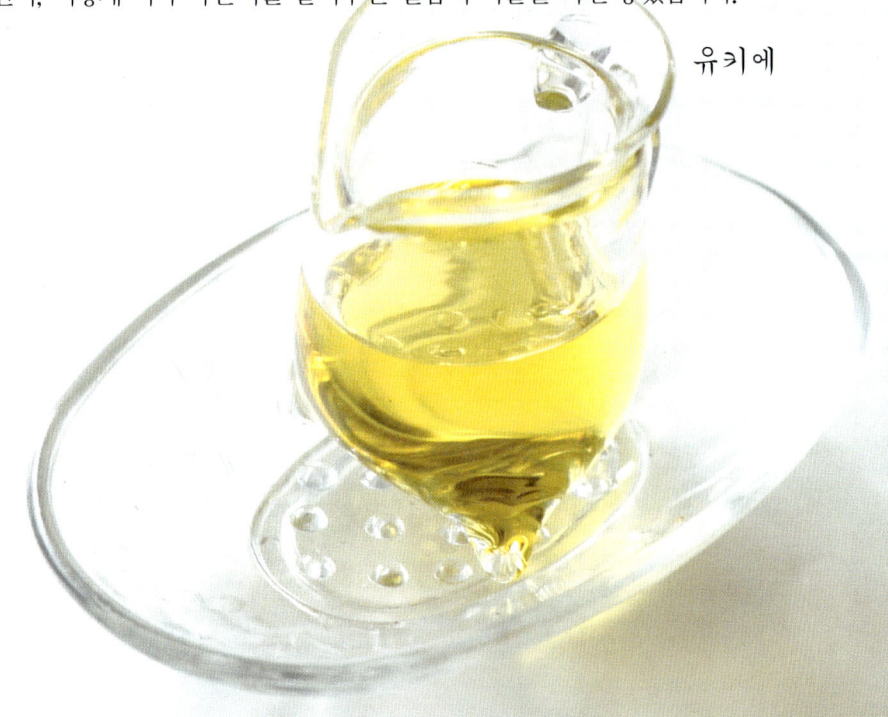

찾아보기

ㄱ

겨자씨유 64

ㄴ

님오일 64

ㄷ

달맞이꽃종자유 47, 62, 98~99
동백유 64, 114~115, 176
들기름 25, 28, 47, 62, 71~73, 172, 176, 177, 179, 193, 195, 204
딸기씨유 62

ㄹ

라즈베리오일 62
레드팜오일 64
로즈힙오일 47, 48, 62, 158~160, 177, 179, 183, 199

ㅁ

마라쿠자오일 62, 138~139
마룰라오일 47, 64, 146~147
마카다미아너트오일 16, 37, 64, 74~76, 175, 177
면실유 62
모링가오일 64
미강유 27, 47, 64, 83~85, 172, 177, 185, 191, 192, 194
밀배아유 62

ㅂ

바바수오일 62
바오밥시드오일 64
보라지오일 62, 106~107
복숭아씨유 64
브라질너트오일 64
브로콜리시드오일 64
블랙베리시드오일 47, 62
블랙커런트오일 62
블랙커민시드오일 47, 62, 167~169
블루베리시드오일 62

ㅅ

사차인치오일 24, 62, 77~79, 172, 176, 177, 179, 181, 186, 187, 192, 195, 198, 201
사플라워오일 64, 116~117
살구씨유 64
석류씨유 26, 47, 62, 132~133
선인장씨유 62
수박씨유 62
시벅턴오일 47, 62, 108~109
시슬오일 62
시어버터 64

ㅇ

아르간오일 41, 47, 48, 64, 164~166, 175, 187, 198, 201
아마씨유 27, 47, 62, 80~82, 172, 176, 177, 179, 193, 202, 204

아몬드오일 47, 48, 64, 110~111, 175
아보카도오일 48, 58, 64, 89~91, 177
아사이오일 47, 64, 140~141
안디로바오일 64
오이씨유 62
옥수수유 177
올리브오일 40, 47, 48, 58, 64, 112~113, 177, 179, 186, 187, 198, 201, 203
월넛오일 47, 62, 86~88, 191, 193
유자씨유 47, 48, 64, 128~129

ㅊ

참기름 40, 47, 62, 102~103, 177
치아시드오일 47, 62, 96~97

ㅋ

카놀라오일 64
카멜리나오일 64, 134~135
카카오버터 37, 62, 130~131
캐슈넛오일 64
코코넛오일 25, 36, 37, 62, 68~70, 172, 175, 177, 181, 182, 183, 185, 192, 203
콩기름 62
쿠쿠이오일 62
크랜베리시드오일 62
키위씨유 62

ㅌ

타마누오일 64, 144~145
티오일 64, 120~121

ㅍ

포도씨유 47, 48, 62, 100~101, 177
프룬시드오일 48, 64, 124~125
피넛오일 64, 122~123
피마자유 64, 142~143
피스타치오오일 47, 48, 64, 152~154, 186, 188

ㅎ

해바라기씨유 64, 118~119, 177
헤이즐넛오일 47, 64, 126~127, 175
헴프시드오일 47, 62, 104~105, 177, 180, 191, 195
호박씨유 48, 62, 155~157, 175, 177, 180, 188
호호바오일 14, 16, 25, 48, 64, 161~163, 205

장지현

이화여자대학교에서 사회학을 전공했다. 뮤지컬 공연기획사 PR 매니저를 거쳐 서울북인스티튜트(SBI) 편집자 입문과정 수료, 바른번역아카데미 일본어 번역가 과정 수료 후 현재 바른번역아카데미에서 인문/실용/문학 분야의 일본 외서 기획 및 검토를 하고 있다. 번역가로서 도드라지지 않고 저자의 목소리를 그대로 담아낼 수 있도록 열린 마음으로 글을 읽어내는 '열린 번역가'가 되려고 노력하고 있다.

몸속 세포건강부터 피부미용까지 오일 사전

초판 1쇄 인쇄 | 2017년 5월 19일
초판 1쇄 발행 | 2017년 5월 26일

지은이 | 유키에(YUKIE)
옮긴이 | 장지현
펴낸이 | 강효림

편집 | 곽도경
디자인 | 채지연
마케팅 | 김용우

종이 | 화인페이퍼
인쇄 | 한영문화사

펴낸곳 | 도서출판 전나무숲 檜林
출판등록 | 1994년 7월 15일·제10-1008호
주소 | 03961 서울시 마포구 방울내로 75, 2층
전화 | 02-322-7128
팩스 | 02-325-0944
홈페이지 | www.firforest.co.kr
이메일 | forest@firforest.co.kr

ISBN | 978-89-97484-95-9 (13510)

이 책에 실린 글과 사진의 무단 전재와 무단 복제를 금합니다.
※ 잘못된 책은 구입하신 서점에서 바꿔드립니다.

전나무숲 건강편지를
매일 아침, e-mail로 만나세요!

전나무숲 건강편지는 매일 아침 유익한 건강 정보를 담아 회원들의 이메일로 배달됩니다. 매일 아침 30초 투자로 하루의 건강 비타민을 톡톡히 챙기세요. 도서출판 전나무숲의 네이버 블로그에는 전나무숲 건강편지 전편이 차곡차곡 정리되어 있어 언제든 필요한 내용을 찾아볼 수 있습니다.

http://blog.naver.com/firforest

 '전나무숲 건강편지'를 메일로 받는 방법 forest@firforest.co.kr로 이름과 이메일 주소를 보내주세요. 다음 날부터 매일 아침 건강편지가 배달됩니다.

유익한 건강 정보,
이젠 쉽고 재미있게 읽으세요!

도서출판 전나무숲의 티스토리에서는 스토리텔링 방식으로 건강 정보를 제공합니다. 누구나 쉽고 재미있게 읽을 수 있도록 구성해, 읽다 보면 자연스럽게 소중한 건강 정보를 얻을 수 있습니다.

http://firforest.tistory.com